Weiß

Praktisch bestanden

Holger Weiß

Praktisch bestanden

Vorbereitung auf das praktische Krankenpflegeexamen
und die praktische Zwischenprüfung

Mit 15 Checklisten

Urban & Schwarzenberg
München · Wien · Baltimore

Anschrift des Verfassers:
Holger Weiß
Kopernikusstr. 22
28357 Bremen

Programmleiterin: Annette Heuwinkel
Lektorinnen: Denise Karch, Petra Metz
Herstellung: Ulrike Urban
Zeichnungen: Thomas Braun
Symbole: Karl Dengler

Die Deutsche Bibliothek – CIP-Einheitsaufnahme

Weiss, Holger:
Praktisch bestanden : Vorbereitung auf das praktische Krankenpflegeexamen und die praktische Zwischenprüfung / Weiss. – München ; Wien ; Baltimore : Urban und Schwarzenberg, 1997
ISBN 3-541-19751-X

Satz: Typodata GmbH, München
Druck: Appl, Wemding
Bindung: Großbuchbinderei Monheim, Monheim
Printed in Germany

ISBN 3-541-19751-X

Gedruckt auf chlorfrei gebleichtem Papier

Vorwort

Das Krankenpflegegesetz von 1985 definiert den Ablauf des praktischen Examens völlig neu. Damals stand ich kurz vor der praktischen Prüfung und hatte viele Fragen und Ängste. *Wie bereite ich mich optimal vor? Welche Hilfen gibt es zum praktischen Teil? Wie läuft das Examen ab? Welche Prüfer sind daran beteiligt? In welchem zeitlichen Rahmen bewegt sich die Prüfung?* Die Kollegen, an die ich mich wandte, hatten noch keine Erfahrungen mit dem neuen Gesetz gesammelt und es gab nur wenige Praxisanleiter, die mit dem Ablauf vertraut waren.

Geprägt durch diese Erfahrungen arbeite ich heute als Mentor und nehme als Fachprüfer am praktischen Krankenpflegeexamen teil. In dieser Funktion fällt es mir immer wieder auf, daß Krankenpflegeschüler die gleichen Fragen stellen, die auch mich damals bewegten.

Vor diesem Hintergrund ist das vorliegende Buch entstanden. Es soll sowohl Krankenpflegeschülern, die sich auf das Examen vorbereiten, als auch Mentoren, die diese Vorbereitung begleiten, Hilfestellung und Anregung sein.

Für Verbesserungsvorschläge und Kritik bin ich jederzeit offen. Ich wünsche Ihnen viel Spaß beim Lesen dieses Buches, viel Erfolg bei der praktischen Zwischenprüfung und ganz besonders beim praktischen Krankenpflegeexamen.

Bremen, im Sommer 1997 *Holger Weiß*

Danksagung

Ich danke allen, die mir bei der Verwirklichung dieses Buches geholfen haben.
Zunächst meiner Frau Monika, die mir viel Zeit geschenkt hat, sowie meinen beiden Kindern Julian und Roman.
Meinem Freund und Lehrer für Pflegeberufe Hagen Mühlberger, der mir Materialien für dieses Buch zur Verfügung gestellt und mich in allen rechtlichen und pflegerischen Fragen beraten hat.
Meiner ehemaligen Lehrerin und jetzigen Praxiskoordinatorin Ute Winkler für ihre sachliche Kritik.
Bernhardine Palm und Annette Brumund, die mir immer das Gefühl gaben, auf dem richtigen Weg zu sein.
Meiner Lehrerin für Krankenpflege und Leiterin der Krankenpflegeschule Frau Irmtraud Debler, die mit ihrem großen Wissen, ihrer Disziplin und ihrer herzlichen Wärme immer ein großes Vorbild für mich und für viele andere Krankenpflegeschülerinnen und -schüler ist.
Dem Verlag Urban & Schwarzenberg und seinen Mitarbeiterinnen Frau Annette Heuwinkel und Frau Denise Karch, die dieses Projekt unterstützt und realisiert haben.

Holger Weiß

Inhalt

Einleitung

Um die Ausbildungssituation in den Kliniken zu verbessern, wurden in den letzten Jahren zunehmend Mentoren auf den Stationen eingesetzt. Sie leiten die Krankenpflegeschüler praktisch an und nehmen als Fachprüfer am praktischen Krankenpflegeexamen teil.

Durch die Zusammenarbeit zwischen Krankenpflegeschulen und Mentoren findet eine enge Verzahnung von Theorie und Praxis statt. Diese wirkt sich positiv auf die praktische Ausbildungssituation und die gesamte Pflegequalität eines Hauses aus. Vor allem, wenn regelmäßige Teambesprechungen stattfinden, ist diese Form der Zusammenarbeit effektiv.

Im ersten Teil des Buches wird die praktische Zwischenprüfung besprochen, die während der Ausbildungszeit an vielen Krankenpflegeschulen abgehalten wird. Sie beinhaltet einen schriftlichen, theoretischen und/oder praktischen Teil. Im Sinne einer Chronologie wird diese Prüfung nur kurz besprochen, weil sie in Vorbereitung und Ablauf dem praktischen Krankenpflegeexamen sehr ähnlich ist.

Der zweite Teil des Buches behandelt das praktische Krankenpflegeexamen. Hier werden Arbeitsmittel und -methoden vorgestellt, die ich während meiner Tätigkeit als Mentor und zweiter Fachprüfer entwickelt habe. Dabei handelt es sich um:

- Die Tabellen der **Bestandsaufnahme Pflege (Pflegeanamnese)**, mit denen sich der Zustand eines Patienten erfassen läßt und die als Grundlage für die Pflegeplanung dienen.
- Eine **Checkliste** zur Vorbereitung und Überprüfung des Materials, das zur Prüfung benötigt wird.
- Die **Arbeitsanleitung Patientenwaschung,** die verschiedene Varianten der Ganzkörperwäsche vorstellt.

Der dritte Teil befaßt sich mit dem **Pflegeprozeß und der Pflegeplanung.** Mit diesen Mitteln müssen Pflegende arbeiten, wenn sie ihrem Anspruch auf Professionalität gerecht werden wollen. Die Pflegeplanung ist Teil der theoretischen und praktischen Ausbildung und bildet auf Station die Grundlage pflegerischen Handelns.

I Die praktische Zwischenprüfung

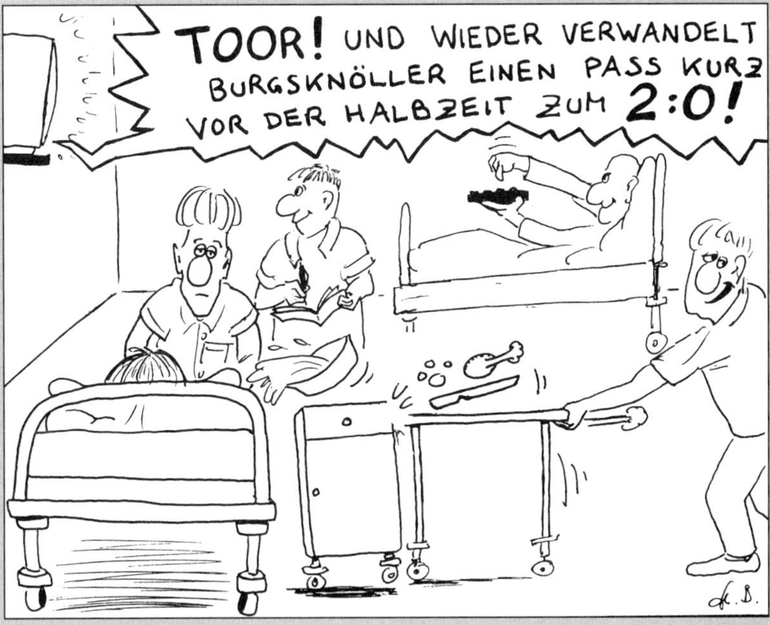
TOOR! UND WIEDER VERWANDELT BURGSKNÖLLER EINEN PASS KURZ VOR DER HALBZEIT ZUM 2:0!

Das Krankenpflegegesetz fordert keine Zwischenprüfung. Es liegt in der Entscheidungsfreiheit einer jeden Krankenpflegeschule, ob und wie sie diese Prüfung abhält. Sie kann einen schriftlichen und/oder mündlichen Teil beinhalten, ebenso auch einen praktischen Teil. In der Regel ist eine Zwischenprüfung Ende des ersten, Anfang des zweiten Ausbildungsjahres geplant. Zu diesem Zeitpunkt können Sie einen Patienten grundpflegerisch fachgerecht versorgen und haben sich in der Krankenbeobachtung geübt, um Bedürfnisse des Patienten zu erkennen und Veränderungen im Krankheitsverlauf wahrzunehmen. Sie können das Erstgespräch führen und besitzen Grundkenntnisse in der Patientendokumentation. Außerdem beherrschen Sie die Technik der subkutanen Injektion.

Die praktische Zwischenprüfung soll Sie mit der späteren Prüfungssituation vertraut machen und wird als „kleines Examen" angesehen, das auch benotet wird. Sie gibt Ihnen Aufschluß darüber, was Sie bisher alles gelernt haben, wie sicher Sie Ihr Wissen umsetzen können bzw. wo Sie noch üben müssen. Somit stellt die praktische Zwischenprüfung eine aussagekräftige Lernzielkontrolle dar, mit deren Hilfe sich Ihr aktueller Wissensstand ermitteln läßt.

Benutzen Sie das **Organisationsblatt zur praktischen Zwischenprüfung** (Kapitel 3.3), um festzuhalten, wie Ihre Prüfung organisiert ist und was von Ihnen erwartet wird.

1 Rahmenbedingungen der praktischen Zwischenprüfung

1.1 Auswahl der Patienten

Die Auswahl der Patienten erfolgt durch Ihren Mentor in Absprache mit dem Fachprüfer der Krankenpflegeschule. In der Regel haben Sie nur einen Patienten zu versorgen. Ihr Fachprüfer wird

Ihnen im Unterschied zum praktischen Examen bereits ein bis zwei Tage im voraus bekanntgeben, wer Prüfungspatient sein wird. Erkundigen Sie sich bei Ihrer Krankenpflegeschule nach den Einzelheiten.

1.2 Einwilligung

Orientiert man sich an den Gesetzesbestimmungen der Ausbildungs- und Prüfungsverordnung des Krankenpflegegesetzes, so sollte wie beim praktischen Examen auch, die Einwilligung des Patienten, der Stationsärzte, der Angehörigen und der zuständigen Pflegekraft eingeholt werden (siehe Kapitel 4.2).

1.3 Fachprüfer

Prüfer sind entweder zwei Lehrer für Pflegeberufe, ein Lehrer für Pflegeberufe und ein Mentor oder ein Lehrer für Pflegeberufe und eine Krankenschwester/-pfleger (siehe Kapitel 4.4).

1.4 Inhalte der praktischen Zwischenprüfung

Die Inhalte der praktischen Zwischenprüfung können sehr unterschiedlich sein. Sie reichen von einer Patientenwaschung über die komplette Versorgung des Kranken einschließlich einer Heparininjektion, bis hin zur Erstellung einer Pflegeplanung. Die Dauer der Zwischenprüfung ist abhängig vom Umfang der Aufgaben, die zu erfüllen sind. Informieren Sie sich genau darüber.

2 Übungsphase vor der Zwischenprüfung

Bitten Sie Ihren Mentor, Sie in der Übungsphase verstärkt anzuleiten und zu unterstützen.

Überlegen Sie gemeinsam, welche Pflegetätigkeiten Sie schwerpunktmäßig trainieren wollen und wählen Sie einen geeigneten Patienten aus.

Versorgen Sie den Patienten in Anwesenheit Ihres Mentors und besprechen Sie die Übungssequenz im Anschluß an die Pflege. Wo können Sie sich noch verbessern bzw. welche Tätigkeiten beherrschen Sie bereits gut. Üben Sie mehrere Male, auch ohne Ihren Mentor, bis Sie sich sicher fühlen.
Zur Erstellung einer Pflegeplanung informieren Sie sich aus der Krankenakte, alten Befunden und den Aufzeichnungen des Aufnahmegesprächs bzw. der Bestandsaufnahme Pflege (siehe Kapitel 6).

3 Zwischenprüfung

3.1 Am Vortag

Falls Sie eine Pflegeplanung erstellen müssen, erhalten Sie am Vortag der praktischen Zwischenprüfung Gelegenheit, diese auszuarbeiten. Je nachdem, welchen Stellenwert die Krankenpflegeschule zu diesem Zeitpunkt der Pflegeplanung einräumt, wird sie in die Benotung mit einfließen oder nur zu Übungszwecken verlangt.

Mit Hilfe der **Checkliste** (siehe Kapitel 7.3) können Sie das von Ihnen benötigte Material zusammenstellen. Da dies bereits Prüfungsinhalt sein kann, packen Sie den Arbeitstisch erst in Anwesenheit der Prüfer.

Überprüfen Sie, ob alles Material, das Sie benötigen, vorhanden ist. Sorgen Sie für Ordnung im Krankenzimmer und räumen Sie in Absprache mit dem Patienten den Bettisch frei, damit Sie eine ausreichend große Arbeitsfläche haben.
Erstellen Sie sich ein Konzept, nach dem Sie am Prüfungstag vorgehen wollen. Wenn es schriftlich

fixiert wird, prägt es sich erfahrungsgemäß besser ein.

3.2 Am Prüfungstag

Die praktische Zwischenprüfung beginnt morgens zum vereinbarten Termin.
Kommen Sie wie üblich zum Frühdienst, um den Bericht der Nachtwache zu hören und um letzte Vorbereitungen zu treffen. Denken Sie noch einmal an folgende Aufgaben:
- am Vorabend zusammengestelltes Material auf Vollständigkeit überprüfen
- fahrbaren Wäscheständer vor das Patientenzimmer stellen
- Patienten wecken und begrüßen
- Raum lüften und heizen, falls es kühl ist
- Mülleimer leeren
- letzte Unsicherheiten mit Ihrem Mentor besprechen
- **Konzept ein letztes Mal durch den Kopf gehen lassen**
- Schild mit der Aufschrift **„Bitte nicht stören – Praktische Zwischenprüfung“** an die Patientenzimmertür hängen

Nachdem die Prüfer eingetroffen sind, stellen Sie die Patienten mündlich vor (siehe Kapitel 8.2.1). Richten Sie Ihre Materialien auf einem fahrbaren Arbeitstisch zusammen. Fragen Sie, wer Sie gegebenenfalls unterstützt, wenn Sie Hilfe brauchen. Betreten Sie das Patientenzimmer, nachdem Sie sich die Hände desinfiziert haben (siehe Kapitel 9), und nehmen den fahrbaren Arbeitstisch mit hinein. Gegebenenfalls können Sie auch den Wäscheständer mitnehmen, wenn er im Anschluß an die Pflegetätigkeit ordnungsgemäß desinfiziert wird.
Schließen Sie die Fenster und sorgen für eine ausreichende Beleuchtung. Machen Sie Patienten und Fachprüfer miteinander bekannt. Versorgen Sie den Patienten, so wie Sie es geplant haben. Fragen Sie ihn nach seinem Wohlbefinden, und im An-

schluß an die Pflege, ob er noch Wünsche hat. Material, das Sie nicht gebraucht haben, sortieren Sie so weit als möglich in die Pflegeschränke im Zimmer ein oder räumen es in die Schränke der Station zurück. Gebrauchte Materialien werden entsorgt oder gereinigt (z.B. Desinfektion von Waschschüssel und Nierenschale).

Im Nachgespräch (siehe Kapitel 8.2.6) überlegen Sie gemeinsam mit Ihren Prüfern, was gut und was weniger gut gelaufen ist. Falls Sie von der Planung abgewichen sind, erklären Sie, **warum** Sie dies getan haben. Anhand des Protokolls ermitteln die Prüfer Ihre Note (siehe Kapitel 8.2.7), die Ihnen sofort mitgeteilt und begründet wird. Hören Sie genau zu und machen sich eventuell Notizen. Merken Sie sich Kritikpunkte, damit Sie sich verbessern können.

Zusammenfassung: Die praktische Zwischenprüfung ist in der Regel Ende des ersten Ausbildungsjahres geplant. Sie findet an einem Tag statt und kann, je nach Krankenpflegeschule, unterschiedliche Inhalte haben. Meist ist nur **ein** Patient komplett zu versorgen. Das Ergebnis der praktischen Zwischenprüfung gibt Ihnen eine gute Rückmeldung über Ihren Ausbildungsstand.

3.3 Organisationsblatt zur praktischen Zwischenprüfung

In nachfolgendem Organisationsblatt können Sie festhalten, wie Ihre Prüfung organisiert ist und welche Tätigkeiten von Ihnen erwartet werden.

Praktische Zwischenprüfung

Die praktische Zwischenprüfung findet am ______________________ statt.
Ich werde auf Station __________________________________ geprüft.
Die Prüfung beginnt um ________ Uhr und dauert ungefähr ________ Stunden.
Der Patient heißt ______________________ und liegt auf Zimmer ______

Folgende Tätigkeiten sind geplant:

____

____

____

____

____

____

Die Fachprüfer heißen:

____

____

Ein Fachprüfer (Erstprüfer) ist Lehrer für Pflegeberufe: ❑ ja ❑ nein
Ein Fachprüfer (Zweitprüfer) ist mein Mentor: ❑ ja ❑ nein

____

Am Tag vor der Prüfung informiere ich die Nachtwache,
daß sie den Patienten nicht wäscht. ❑ ja ❑ nein

II Das praktische Krankenpflege-examen

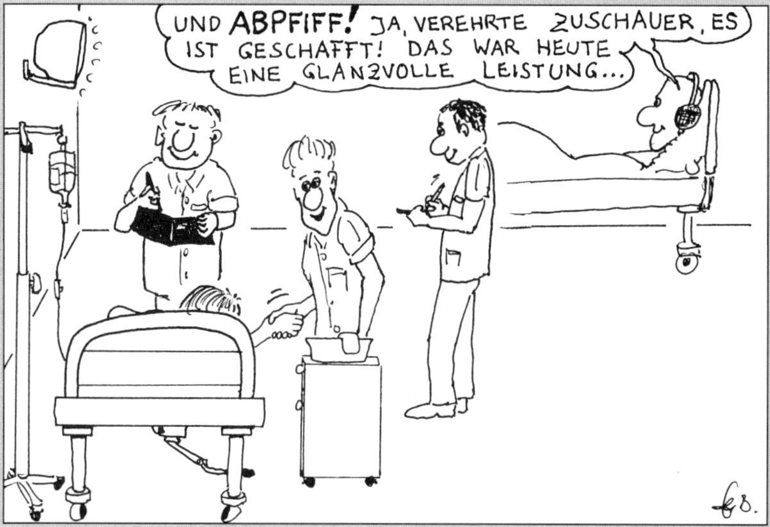
UND ABPFIFF! JA, VEREHRTE ZUSCHAUER, ES IST GESCHAFFT! DAS WAR HEUTE EINE GLANZVOLLE LEISTUNG...

4 Gesetzliche Bestimmungen

Für den praktischen Teil des Krankenpflegeexamens ist § 14 der Ausbildungs- und Prüfungsverordnung für die Berufe in der Krankenpflege (KrPflAPrV) vom 16. 10. 85 verbindlich. Er definiert die Rahmenbedingungen wie folgt:

4.1 Zahl der zu betreuenden Patienten und Prüfungsaufgaben

In §14 Abs. 1 heißt es:
„(1) Der praktische Teil der Prüfung erstreckt sich auf die Krankenpflege bei einer Patientengruppe von höchstens vier Patienten. Der Prüfling übernimmt im Stationsablauf die pflegerische Versorgung der Patienten einschließlich der Pflegeplanung, der verwaltungsmäßigen Abwicklung und der zur Durchführung der Pflege erforderlichen Übergabe."
In diesem Abschnitt des Gesetzestextes wird festgelegt:
- wieviele Patienten Sie maximal betreuen
- welche Aufgaben Sie zu erfüllen haben

4.2 Auswahl der Patienten

In §14 Abs. 2 heißt es weiter:
„(2) Die Auswahl der Patienten erfolgt durch die Fachprüfer im Einvernehmen mit den Patienten, der für die Patienten verantwortlichen Ärztin oder dem für die Patienten verantwortlichen Arzt und der für die Patienten am Prüfungstag zuständigen Krankenpflegekraft. Der praktische Teil der Prüfung soll für den Prüfling in der Regel in sechs Stunden abgeschlossen sein; er kann auf zwei aufeinanderfolgende Tage verteilt werden."
Die Patienten werden demnach von den Fachprüfern ausgewählt. Ist einer der Fachprüfer Ihr Mentor, wird er dem ersten Fachprüfer geeignete Prüfungspatienten vorschlagen. Obwohl der Lehrer für

Pflegeberufe die letzte Entscheidung bei der Auswahl trifft, akzeptiert er meist die Vorschläge seines Kollegen, denn wer könnte die Patienten besser aussuchen, als derjenige, der sie aus der Praxis kennt. Gibt es kein Mentorensystem an Ihrer Klinik, erkundigt sich der Fachprüfer der Krankenpflegeschule bei der Stationsleitung nach geeigneten Patienten.

Alle ausgesuchten Patienten **müssen** ihre Einwilligung zur Teilnahme an der Prüfung geben.

Die Einwilligung der Patienten kann vom Mentor, der als Fachprüfer tätig werdenden Pflegekraft, der Unterrichtskraft, der Stations- oder Bereichsleitung eingeholt werden. Im Sinne einer ganzheitlichen Pflege bittet man auch die Angehörigen um Zustimmung, wenigstens sollten sie jedoch informiert werden. Gleichzeitig beugen Sie mit dieser Information auch überraschenden Besuchen während der Prüfung vor.
Komatöse Patienten, die ihre Einwilligung nicht geben können, sollten von der Prüfung ausgeschlossen sein. Verweigert ein Patient seine Zustimmung, muß ein anderer gefragt werden. Es sollte auf keinen Fall versucht werden, einen Patienten mit allen Mitteln umzustimmen, denn er hat das Recht, abzulehnen. Bedenken Sie bitte, daß für kranke Menschen die Prüfungssituation neu und mit Streß verbunden ist. Vielleicht haben sie Angst und wollen deshalb nicht teilnehmen. Die meisten Patienten sind aber sehr kooperativ und freuen sich, „Prüfungspatient" zu sein. Sie arbeiten mit und unterstützen den Prüfling, soweit sie dazu in der Lage sind.

Die Fachprüfer sind gesetzlich dazu verpflichtet, die Ärzte um ihre Zustimmung zu bitten, denn sie tragen die medizinische Verantwortung. Ebenso muß die für den Patienten zuständige Pflegekraft am Prüfungstag ihre Einwilligung geben.

Die Bekanntgabe der Patienten, die an der Prüfung teilnehmen, erfolgt erst unmittelbar vor Prüfungsbeginn durch die Fachprüfer. Es ist ausgeschlossen, daß Sie lediglich an einem Patienten geprüft werden, da das Gesetz ausdrücklich „eine Patientengruppe“ fordert. Männlichen Prüfungskandidaten ist es häufig angenehmer, wenn sie männliche Patienten als „Prüfungspatienten“ erhalten, Prüfungskandidatinnen bevorzugen Patientinnen. Da es keine verbindlichen Regeln gibt und die Zuweisung letztlich davon abhängt, ob die Patienten und Patientinnen ihre Einwilligung geben, kann darauf nur schwer Einfluß genommen werden.
Folgendes Beispiel soll Ihnen exemplarisch verdeutlichen, welche „Patientenkombination“ auf einer Inneren Abteilung möglich wäre. Dabei ist der Grad der Abhängigkeit und die Schwere der Erkrankung für die Patientenauswahl ausschlaggebend.

- **Erster Patient (Hauptpatient)** könnte ein Patient mit einem Insult sein, der seine Körperpflege nur zu einem geringen Teil selbst übernimmt. Vielleicht ist er in der Lage, seine Zahnprothese selbst herauszunehmen und seinen Mund auszuspülen, vielleicht kann er sogar selbständig frühstücken, nachdem man ihm alles zubereitet hat. Auf jeden Fall wäre es wünschenswert, mit dem Patienten kommunizieren zu können. **Für diesen Patienten wird die Pflegeplanung erstellt.**
- **Zweiter Patient** könnte ein Patient mit einer schwer einstellbaren Hypertonie sein, der vorläufig Bettruhe hat, sich aber bis auf den Rücken im Bett selbständig waschen kann. Alles was er hierzu braucht, reichen Sie ihm an.
- **Dritter Patient** könnte ein Patient mit Zustand nach Phlebothrombose sein, der bereits weitgehend selbständig ist. Er darf inzwischen wieder aufstehen, benötigt aber beim Anziehen der Antithrombosestrümpfe Hilfe.

Für den zweiten und dritten Patienten fixieren Sie **nur die Pflegemaßnahmen** schriftlich (erstellen also keine Pflegeplanung).
Leider kann es auch vorkommen, daß Patienten überraschenderweise versterben. In diesem Fall besprechen Sie sich mit Ihren Fachprüfern. Der Vollständigkeit halber soll erwähnt werden, daß aus Mangel an geeigneten Patienten ein Krankenpflegeexamen verschoben, oder die Prüfung auf eine andere Abteilung verlegt werden kann. Dies ist für den Prüfling nicht angenehm, aber rechtlich möglich.

4.3 Dauer der Prüfung

Das Examen findet in der Regel an zwei aufeinanderfolgenden Tagen statt. Dabei wird der erste Examenstag häufig für einen Nachmittag anberaumt, an dem Sie zwei Stunden Zeit haben, um die Pflegeplanung zu erstellen. Am nächsten Morgen, dem zweiten Prüfungstag, übernehmen Sie für vier Stunden die pflegerische Versorgung wie sie unter § 14 Absatz 1 beschrieben wird. Die Prüfung kann aber auch kürzer sein, da der Gesetzestext nur eine Grenze nach oben definiert. Theoretisch kann das praktische Examen sogar an einem einzigen Tag abgenommen werden, denn ein Patient muß nicht grundsätzlich morgens vor dem Frühstück gewaschen werden. Erkundigen Sie sich detailliert, wie das Examen an Ihrer Krankenpflegeschule organisiert ist. Als Organisationshilfe können Sie das Arbeitsblatt zum praktischen Krankenpflegeexamen (siehe Kapitel 8.3) benutzen.

4.4 Fachprüfer

Wer die praktische Prüfung abnehmen darf, regelt § 14 Abschnitt 4.
„(4) Der praktische Teil der Prüfung wird von zwei Fachprüfern, darunter mindestens einem Fachprüfer nach § 3 Abs. 1 Nr. 4 Buchstabe b (Lehrer für

Pflegeberufe), abgenommen und benotet. Aus den Noten der Fachprüfer bildet der Vorsitzende des Prüfungsausschusses im Benehmen mit den Fachprüfern die Prüfungsnote für den praktischen Teil der Prüfung."

Das bedeutet: Ein Fachprüfer muß immer ein Lehrer für Pflegeberufe sein. Der andere Fachprüfer wird entweder durch einen Mentor oder eine Krankenschwester/-pfleger repräsentiert. Daraus ergeben sich folgende Möglichkeiten:

1. Fachprüfer	**2. Fachprüfer**
– Lehrer für Pflegeberufe	– Lehrer für Pflegeberufe
– Lehrer für Pflegeberufe	– Mentor
– Lehrer für Pflegeberufe	– Krankenschwester/ Krankenpfleger

Zusammenfassung: Das praktische Krankenpflegeexamen kann an zwei aufeinanderfolgenden Tagen stattfinden. Die Fachprüfer wählen eine geeignete Patientengruppe aus. Neben den Patienten müssen auch die zuständige Pflegekraft und die Stationsärzte ihre Einwilligung zur Teilnahme an der Prüfung geben. Die Angehörigen eines Patienten sollten auch um ihre Zustimmung gebeten, zumindest aber informiert werden. Die ausgewählten Patienten werden erst unmittelbar vor Prüfungsbeginn bekanntgegeben.

5 Übungsphase vor dem Examen

Sprechen Sie den zeitlichen Rahmen, der Ihnen zum Üben zur Verfügung steht, mit der Stationsleitung ab, damit Sie sich mit Unterstützung Ihres Mentors intensiv auf das Examen vorbereiten können. Je mehr Zeit Sie zum Üben haben, desto sicherer werden Sie in der Prüfung sein.

Setzen Sie in Ihrem Examenseinsatz Schwerpunkte. Besprechen Sie mit Ihrem Mentor, welche Pflegetätigkeiten Sie noch einmal trainieren wollen.

1. Schritt: Überlegen Sie, welche Pflegetätigkeiten Sie gezielt trainieren wollen.
2. Schritt: Wählen Sie wenigstens einen Patienten aus, der auch bei der Körperpflege Unterstützung braucht.
3. Schritt: Informieren Sie sich über die Patienten. Sprechen Sie mit ihnen, lesen Sie die Kurvenblätter und die Krankenakten. Auch alte Befunde und Pflegeberichte können Ihnen wertvolle Informationen liefern. Die so gewonnenen Daten tragen Sie in den Vordruck „Bestandsaufnahme Pflege" ein (siehe Kapitel 6). Er bietet einen guten Einstieg in die Pflege und dient als Grundlage zur Pflegeplanung.
4. Schritt: Erstellen Sie alleine oder gemeinsam mit Ihrem Mentor für einen Patienten eine Pflegeplanung.
5. Schritt: Gehen Sie wie in der Prüfung vor. Richten Sie die Materialien, die Sie brauchen, und versorgen Ihre Patienten so, wie Sie es geplant haben. Ihr Mentor als Prüfer macht sich währenddessen Notizen. Diese Situation ist ungewohnt und kann Sie unsicher machen, sie hat aber einen hohen Übungswert. Es ist wichtig, daß Sie selbständig arbeiten, denn während des „richtigen Examens" können Sie nicht um Rat fragen. Sie müssen alleine entscheiden, was zu tun ist.

Als Prüfer habe ich erlebt, daß die Prüflinge im Examen das Gefühl hatten, plötzlich alleine dazustehen. Der Mentor, der sie bis dahin betreute, steht auf einmal „auf der anderen Seite". Lernen Sie deshalb während dieser Übungsphase auch, wie es ist, auf sich alleine gestellt zu sein.

6. Schritt: Besprechen Sie mit Ihrem Mentor das „Probeexamen". Was war gut, was war weniger gut, wo hatten Sie noch Schwierigkeiten? Wiederholen Sie die Übungssequenz am gleichen Patienten. Fixieren Sie den Ablauf schriftlich, damit er sich besser einprägt und Sie Ihre Fehler leichter korrigieren können. Können Sie aus Mangel an geeigneten Patienten bestimmte Techniken nicht üben, fragen Sie auf anderen Stationen nach.

Zusammenfassung: Üben Sie zusammen mit Ihrem Mentor den Examensablauf. Bereiten Sie sich auf die Patienten und Ihre Arbeit so vor, als handle es sich um das eigentliche Examen. Fixieren Sie den Ablauf einer Übungssequenz möglichst schriftlich.

6 Bestandsaufnahme Pflege

Die Bestandsaufnahme Pflege bildet die Grundlage zur Erhebung der Pflegeanamnese. Nehmen Sie sich für das intensive Gespräch ausreichend Zeit. Sie sollten den Patienten **nicht stereotyp** Punkt für Punkt abfragen. Viele Informationen gewinnen Sie auch durch Ihre Beobachtungen.

Patient

Name:

Vorname:

Straße:

Wohnort:

Tel.-Nr.:

Geburtsdatum:

Größe:

Gewicht:

Angehörige

Name:

Verwandtschaftsgrad:

Tel.-Nr.:

Aufnahme

Aufnahmedatum:

Einweisungsdiagnose:

Station:

Pat. kam	❑ alleine ❑ in Begleitung ❑ gehend ❑ sitzend ❑ liegend	Aufnahmezustand	❑ ansprechbar ❑ benommen ❑ komatös ❑ verwirrt ❑ erregt ❑ alkoholisiert ❑ eingenäßt
Pat. kam in die Klinik mit	❑ privatem PKW ❑ öffentl. Verkehrsmitteln ❑ Rettungswagen ❑ Notarztwagen ❑ Rettungshubschrauber	Notfall	❑ ja ❑ nein
		Verlegung	❑ ja ❑ nein

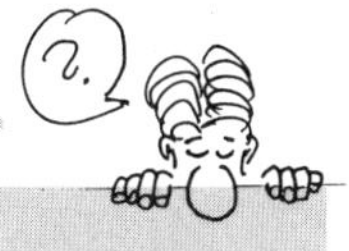

I Sozialanamnese

(beim Pat. bzw. dessen Angehörigen zu erfragen)

Ist-Zustand vor der Aufnahme

Pat. wohnt
- ❑ zur Miete
- ❑ im Eigenheim
- ❑ alleine
- ❑ mit Ehe-/Lebenspartner
- ❑ bei Kindern/Enkelkindern
- ❑ im Alten-/Pflegeheim

Versorgung
- ❑ versorgt sich selbst
- ❑ wird mit Hilfe von Angehörigen/Nachbarn versorgt
- ❑ wird durch ambulanten Pflegedienst teilweise versorgt
- ❑ wird durch ambulanten Pflegedienst vollständig versorgt

Ist-Zustand nach der Entlassung

(soweit absehbar)

Wohnverhältnisse
- ❑ Pat. geht in o.g. Wohnverhältnisse zurück
- ❑ Pat. ändert seine häuslichen Verhältnisse
  - ❑ zieht zu seinen Angehörigen
  - ❑ zieht in ein Alten-/Pflegeheim
    Anschrift des Heimes:

Versorgung
- ❑ versorgt sich selbst
- ❑ wird mit Hilfe von Angehörigen/Nachbarn versorgt
- ❑ wird durch ambulanten Pflegedienst teilweise versorgt
- ❑ wird durch ambulanten Pflegedienst vollständig versorgt

Vorherige Krankenhausaufenthalte

Klinik/Station	von	bis	Grund des Krankenhausaufenthalts

Weiteres

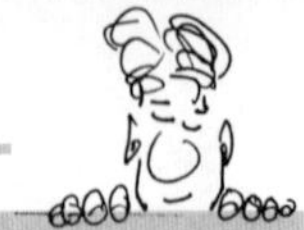

II Medizinische Informationen

(zum Erfassen von Daten aus der Krankenkurve)

Diagnosen:

Hausarzt/einweisender Arzt:

Wichtige Untersuchungsergebnisse

Blut	EKG
Blutgruppe	Röntgen
Urin	RR
sonstige Laborwerte	Puls
körperliche Untersuchung	
sonstige Untersuchungsergebnisse	

Medikamentöse Therapie

Tabletten/ Tropfen Suppositorien	Wirkung	Nebenwirkung	Verabreichungsvorschrift
Injektionen/ Infusionen	Wirkung	Nebenwirkung	Verabreichungsvorschrift
Bedarfsmedikation	Wirkung	Nebenwirkung	Verabreichungsvorschrift

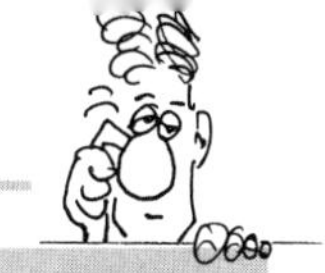

III Pflegerische Informationen
(beim Pat. bzw. dessen Angehörigen zu erfragen)

ATL Sinn finden
❑ Probleme bei der Bewältigung von Lebens- und Entwicklungsfragen ❑ ausgeglichen

Verhalten/Einstellung zur Krankheit:

Erwartungen/Wünsche:

Ressourcen:

Wunsch nach Seelsorge:

Beruf/ehemaliger Beruf:

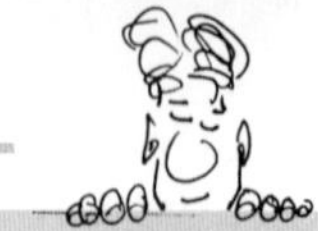

ATL Kommunizieren

❑ unauffällig ❑ gestört

Gedächtnis

❑ unauffällig
❑ Gedächtnisstörung

Bewußtseinslage

❑ wach
❑ somnolent
❑ komatös

❑ orientiert
  ❑ zeitlich
  ❑ örtlich
  ❑ zur Person
  ❑ Tag
  ❑ Nacht

❑ desorientiert
  ❑ zeitlich
  ❑ örtlich
  ❑ zur Person
  ❑ Tag
  ❑ Nacht

Sprechbehinderung

❑ nein
❑ ja
❑ Aphasie
  ❑ motorisch
  ❑ sensorisch
  ❑ kombiniert
❑ verbale Kommunikation
❑ schriftliche Kommunikation
❑ nur nonverbale Kommunikation
❑ Logopädie anmelden
❑ Logopädie wird durchgeführt

Sehbehinderung

❑ nein
❑ ja
❑ Brille
  Art
  Anzahl
❑ Kontaktlinsen
❑ Glasauge
  ❑ Hilfe beim Einsetzen
❑ vollständig blind
  ❑ rechtes Auge
  ❑ linkes Auge

Hörbehinderung

❑ nein
❑ ja
❑ Hörgerät(e)
  Anzahl

Verhalten

❑ kooperativ
❑ nicht kooperativ

❑ aktiv
❑ passiv

❑ ruhig
❑ unruhig

ATL Sich bewegen

❑ selbständig ❑ braucht Hilfe

❑ kann mobilisiert werden
❑ Hilfe beim Aufstehen/sich ins Bett legen
❑ Hilfe beim Gehen
  ❑ Begleitperson
  ❑ Hilfsmittel
  ❑ welche?
❑ Hemiplegie
❑ Paraplegie
❑ Tetraplegie
❑ Kontrakturen
  wo?
❑ Krankengymnastik anmelden
❑ Krankengymnastik wird durchgeführt
  ❑ bewegt Pat. durch
  ❑ mobilisiert Pat.
  ❑ weiteres

❑ Pat. ist bettlägerig
❑ braucht Unterstützung bei der Lagerung
❑ Lagerungsschema

❑ Amputation
  ❑ Bewegungsprothese
  welche?
  ❑ Probleme im Umgang mit Prothesen

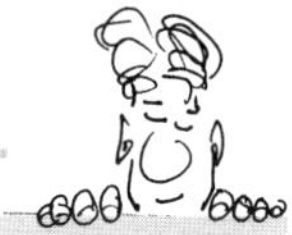

ATL Regulieren der Körpertemperatur

❑ keine Probleme ❑ Regulation gestört

Temperatur

❑ rektal
❑ oral
❑ axillar

besondere Pflegemaßnahmen

❑ warme Decke
❑ dünne Decke
❑ Wärmflasche
❑ Eiselemente
❑ Wickel
❑ Umschlag

Bedarfsmedikation bei erhöhter Temperatur

ATL Sich waschen und kleiden

❑ selbständig ❑ braucht Hilfe

Körperpflege

❑ im Bett
❑ am Waschbecken
❑ duschen
❑ baden
❑ Zahn-/Mundpflege
❑ Pat. benötigt Hilfe beim Waschen von

❑ Rasur
  ❑ naß
  ❑ trocken
❑ Haarpflege
❑ Nagelpflege
  ❑ Hände
  ❑ Füße
❑ Schönheitspflege
  ❑ Gesicht
  ❑
❑ Katheterpflege

❑ Zahnprothese
  ❑ oben
  ❑ unten
❑ Prothesenpflege
  ❑ Reinigungstabletten
  ❑ Haftcreme
❑ Zahnprothese paßt nicht

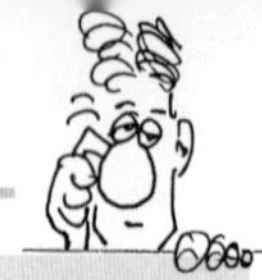

Hautpflege

- ❑ trockene Haut (wo?)
- ❑ Hautrötung (wo?)
- ❑ Ulkus (wo?)
- ❑ Dekubitus (wo?/Grad?/Größe?)
  (bitte in Zeichnung eintragen)
- ❑ Allergie (wo?)
- ❑ Pilzbefall (wo?)
- ❑ Wunde (wo?/Größe?)
- ❑ Hämatom (wo?/Größe?)
- ❑ Verbrennung (wo?/Grad?)
- ❑ Erfrierung (wo?/Grad?)

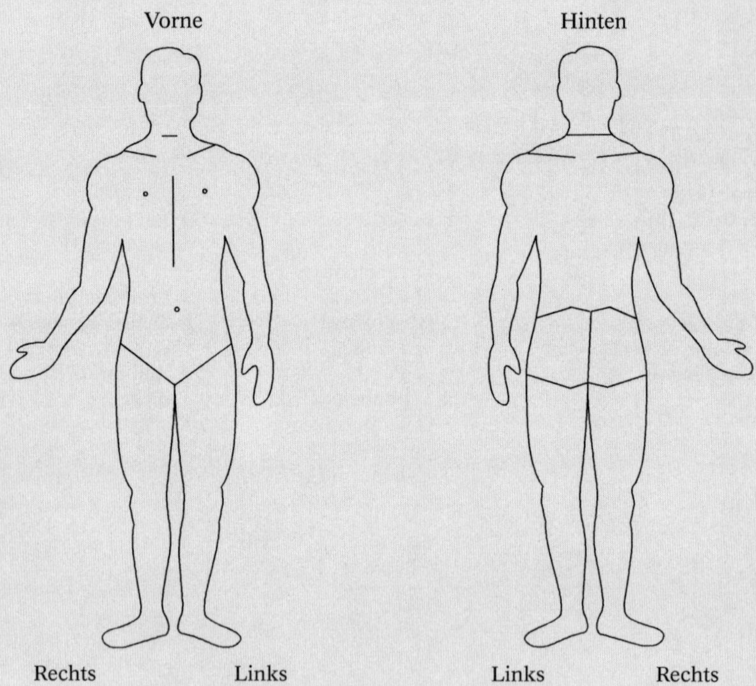

Waren die o.g. Hautveränderungen insbesondere Dekubiti bei Aufnahme bereits vorhanden?

❑ ja ❑ nein

Wenn nein, welche Faktoren haben für die Entstehung von Hautveränderungen bzw. Dekubiti eine wesentliche Rolle gespielt?

Wenn ja, konnte während des Klinikaufenthaltes eine Besserung erzielt werden?

❑ ja ❑ nein

Wenn ja. Inwieweit haben sich die o.g. Hautveränderungen gebessert?
(Benutzen Sie die o.g. Beschreibungskriterien)

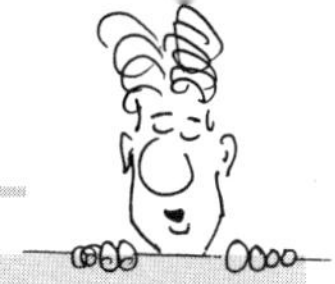

ATL Essen und trinken

❑ selbständig ❑ braucht Hilfe

Allgemeinzustand
❑ gut
❑ mäßig
❑ schlecht

Ernährungszustand
❑ kachektisch
❑ normal
❑ adipös
❑ exsikkiert

Appetit
❑ gut
❑ mäßig
❑ schlecht

Ernährungsform
❑ Normalkost
❑ Diät
❑ Reduktionskost
❑ Sondenkost
❑ parenterale Ernährung
❑ tgl. Trinkmenge

Kau-/Schluckstörung
❑ passierte Kost
❑ Breikost

Gewohnheiten
❑ Nikotin
❑ Kaffee
❑ Tee
❑ Alkohol
❑

Vorlieben/Abneigungen

Hilfestellung
❑ Pat. zur Nahrungsaufnahme bequem lagern
❑ Tablett in Position bringen
❑ Pat. zur Nahrungsaufnahme und zum Trinken anregen
❑ Essen anreichen
❑ Getränke anreichen
❑ Medikamente verabreichen

Kontrollen
❑ Einfuhrkontrolle
❑ Ausfuhrkontrolle
❑ Kontrolle der selbständig eingenommenen Nahrungsmenge
❑ Kontrolle der Medikamenteneinnahme
❑ weiteres

ATL Wach sein und schlafen

❑ keine Probleme ❑ Schlafstörungen

Schlafstörungen
❑ Einschlafprobleme
❑ Durchschlafprobleme
❑ frühes Erwachen

Schlafmedikamente
❑ regelmäßige Einnahme von:
Dosierung:
❑ gelegentliche Einnahme von:

Schlafgewohnheiten:

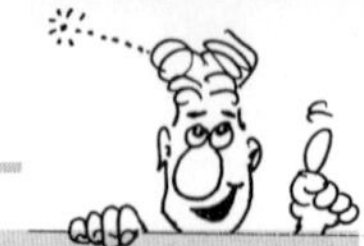

ATL Atmen

❑ keine Probleme ❑ Atemprobleme

❑ **Atemprobleme**
- ❑ in Ruhe
- ❑ bei Belastung
- ❑ Zyanose
- ❑ Spastik

❑ **Verschleimung**
- ❑ ja
- ❑ nein
- ❑ manchmal
- ❑ Pat. kann selbständig abhusten
- ❑ Pat. benötigt Hilfe beim Abhusten

❑ **Absaugen**
- ❑ bei Bedarf
- ❑ regelmäßig

❑ **Hilfsmittel**
- ❑ Sauerstoffgabe
- ❑ manuelle Techniken
- ❑ Ultraschallvernebler

❑ **Dosieraerosol**
- ❑ Medikament
- ❑ Dosierung
- ❑ Hilfe bei der Einnahme

❑ **Atemgymnastik**
- ❑ anmelden
- ❑ wird durchgeführt

ATL Ausscheiden

❑ keine Probleme ❑ Ausscheidungsprobleme

letzter Stuhlgang
❑ letzte Periode

Erbrechen
❑ Schwitzen

❑ **Kontinenz**
- ❑ Tag
- ❑ Nacht
- ❑ Urin
- ❑ Stuhl

❑ **Inkontinenz**
- ❑ Tag
- ❑ Nacht
- ❑ Urin
- ❑ Stuhl

❑ **Obstipation**
- ❑ Abführmittel
  Medikament
  Dosierung
- ❑ ausräumen

❑ **Diarrhö**
seit
Häufigkeit der Stuhlgänge

Pat. benutzt

❑ Toilette

❑ Nacht-/Toilettenstuhl
- ❑ mit Hilfe
- ❑ ohne Hilfe
- ❑ Hilfe beim Säubern

❑ Steckbecken
- ❑ Steckbecken nur anreichen, in erreichbare Nähe stellen
- ❑ Pat. anheben/drehen
- ❑ Pat. säubern

❑ Urinflasche
- ❑ Urinflasche nur anreichen, in erreichbare Nähe stellen
- ❑ Urinflasche vorlegen/entfernen

❑ Anus praeter
seit
Versorgung
- ❑ selbständig
- ❑ mit Hilfe
- ❑ vollständig abhängig

❑ Dauerkatheter

❑ Urinal
- ❑ Tag
- ❑ Nacht

❑ Inkontinenzslip
- ❑ Tag
- ❑ Nacht

❑ Kontinenztraining wurde durchgeführt

ATL Sich beschäftigen

❑ keine Probleme ❑ braucht Hilfe

❑ Pat. beschäftigt sich z. B. gerne mit folgenden Dingen
❑ Pat. braucht Beschäftigungsanreiz, z. B.

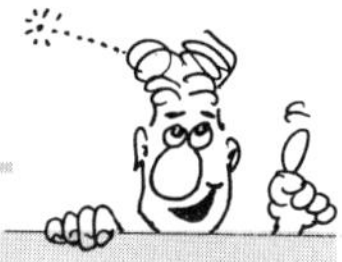

ATL Für Sicherheit sorgen

❑ keine Probleme ❑ braucht Hilfe

Pat. kann

❑ auf sich aufmerksam machen
❑ klingeln
❑ sich verbal bemerkbar machen
❑ sich nonverbal bemerkbar machen
❑ sich nicht bemerkbar machen
❑ weiteres

Fixierung

❑ Bettgitter
  ❑ rechts
  ❑ links
❑ Bauchgurt
❑ andere Fixierung

❑ schriftliche Anordnung des Arztes
Datum/Uhrzeit der Fixierung

❑ Einwilligung des Pat. liegt vor
❑ Beschluß liegt vor

Katheter/Drainagen

❑ Braunüle:	seit:	Ort:		nächster VW:
❑ ZVK:	seit:	Ort:		nächster VW:
❑ Wunddrainage:	seit:	Ort:	Sekretmenge:	nächster VW:
❑ Redondrainage:	seit:	Ort:	Sekretmenge:	nächster VW: nächster Wechsel:
❑ Magensonde:	seit:	Größe:	Sekretmenge:	nächster Wechsel:
❑ Thoraxdrainage:	seit:	Größe:	Sekretmenge:	nächster VW:
❑ PEG:	seit:	Größe:	Art:	nächster VW:
❑ Trachealkanüle:	seit:	Größe:	Art:	nächster VW:
❑ Tubus:	seit:	Größe:	Art:	nächster VW:
❑ Dauerkatheter:	seit: seit:	Größe: Größe:	❑ transurethral: ❑ suprapubisch:	nächster Wechsel: nächster VW:

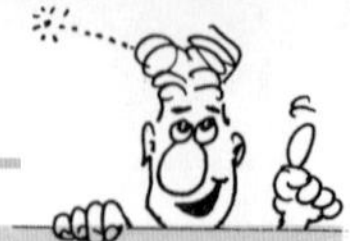

Verbände

Ort	Art des Verbands	nächster Wechsel

Vergleich Aufnahmezustand/aktueller Zustand

	Körperpflege	Ernährung	Ausscheidung	Bewegung	Lagerung
Aufnahme selbständig					
teilweise hilfsbedürftig					
vollständig abhängig					
aktueller Zustand selbständig					
teilweise hilfsbedürftig					
vollständig abhängig					

7 Der erste Tag des Examens

7.1 Erhebung der Pflegeanamnese und Erstellung der Pflegeplanung (theoretischer Teil)

Am ersten Tag des Examens kommt Ihr Fachprüfer von der Krankenpflegeschule am frühen Nachmittag auf die Station und teilt Ihnen offiziell mit, welche Patienten an Ihrem Examen teilnehmen und für wen Sie eine Pflegeplanung erstellen müssen.
Für diesen Prüfungsabschnitt haben Sie ungefähr zwei Stunden Zeit. Kalkulieren Sie ca. 30 Minuten zur Erhebung der Pflegeanamnese beim Hauptpatienten im Krankenzimmer. In den verbleibenden 1,5 Stunden erstellen Sie für ihn eine Pflegeplanung, die sich auf seine **aktuelle** Situation, das heißt das Heute und das Morgen bezieht. Für die anderen Patienten schreiben Sie nur die Pflegemaßnahmen auf, die Sie für den zweiten Prüfungstag planen. Ziehen Sie sich hierfür mit Ihrem Fachprüfer in einen ruhigen Raum zurück, und hängen ein Schild **„Bitte nicht stören – Praktisches Krankenpflegeexamen“** an die Tür. Gibt es nur wenig Räumlichkeiten auf Ihrer Station, können Sie nach Absprache auch das Arztzimmer benutzen.
Der Prüfer ist während der gesamten Prüfungsdauer anwesend. Er beantwortet Ihnen formale, aber keine inhaltlichen Fragen. Nutzen Sie Ihre Zeit vollständig aus, auch wenn Sie früher fertig werden sollten. Sehen Sie die Pflegeplanung noch einmal durch, um eventuelle Fehler zu korrigieren.

7.2 Vorbereitungen für den zweiten Tag

Nachdem Sie den theoretischen Teil abgeschlossen haben, treffen Sie Ihre Prüfungsvorbereitungen für den zweiten Tag.

Denken Sie besonders an folgende Aufgaben:

- Materialien für den zweiten Prüfungstag herrichten
  - Was wird gebraucht?
  - Was ist beim Patienten vorrätig?
  - Was steht Ihnen zur Verfügung?
  - Wieviel wird gebraucht?
  - Ist alles auf Station vorhanden?
  - Kann eine Nachbarstation etwas ausleihen?
- Patienten über den Ablauf des nächsten Tages informieren
  - Im Patientenzimmer für Ordnung sorgen
  - Platz auf den Nachttischschränkchen schaffen
- Kollegen informieren
  - Nachtdienst auf bevorstehende Prüfung aufmerksam machen

Die **Checkliste** (Kap. 7.3) soll Sie dabei unterstützen, daß Sie an alles denken, was Sie während der Prüfung brauchen und nicht unnötig das Patientenzimmer verlassen müssen. Legen Sie alles zurecht und vergessen Sie nicht, Ihre Kollegen darüber zu informieren. Niemand wird Ihnen dann Ihre bereitgestellten Materialien durcheinanderbringen.

Das eigentliche Zusammenstellen der zur Pflege benötigten Materialien auf einem Arbeitstisch kann bereits Prüfungsinhalt sein. Richten Sie deshalb diesen Wagen, auch aus hygienischen Gründen, erst am zweiten Prüfungstag.

Ordnung im Patientenzimmer erleichtert einen störungsfreien Prüfungsablauf. Gerade die Nachtschränkchen der Patienten sind oft mit vielen Dingen vollgestellt, so daß beispielsweise die benötigten Waschutensilien nur schwer abgestellt werden können. Es empfiehlt sich daher, in Absprache mit den Patienten, alles abzuräumen, was sie nicht un-

mittelbar brauchen. Erklären Sie den Patienten, wie der nächste Tag verläuft und wie Sie vorgehen wollen.
Falls die **Nachtwache** in Ihrem Haus noch Patienten waschen sollte, vergessen Sie nicht, diese über das bevorstehende Examen zu **informieren.** Inzwischen hat es sich zwar durchgesetzt, daß Patienten nicht mehr in den frühen Morgenstunden gewaschen werden. Trotzdem kann es vorkommen, daß bei hoher Arbeitsbelastung des Tagdienstes die Nachtwache einen Patienten wäscht.

Achten Sie für sich selbst auf eine angemessene Nachtruhe, damit Sie wach und ausgeruht den zweiten Prüfungstag beginnen können.

Zusammenfassung: Erst kurz vor Beginn der Prüfung erfahren Sie die Namen der Patienten, die an Ihrer Prüfung teilnehmen. Zuerst erheben Sie die Pflegeanamnese für Ihren Hauptpatienten und erstellen im Anschluß daran eine Pflegeplanung. Für die gesamte Dauer der Prüfung werden Sie von einem Fachprüfer der Krankenpflegeschule begleitet.
Nach Ende des ersten Prüfungstages empfiehlt es sich, noch einige Vorbereitungen für den zweiten Prüfungstag zu treffen. Zur Vorbereitung der Arbeitsmaterialien benutzen Sie die **Checkliste** (Kap. 7.3). Das Herrichten eines Arbeitstisches kann bereits Prüfungsinhalt sein und muß deshalb am zweiten Prüfungstag in Anwesenheit der Prüfer geschehen.

7.3 Checkliste

In der nachfolgenden Checkliste sind alle Materialien aufgeführt, die Sie in der praktischen Prüfung benötigen. Die gewissenhafte Vorbereitung und Überprüfung der Arbeitsmittel auf Vollständigkeit unterstützt Sie in einem reibungslosen Prüfungsablauf.

Checkliste

1. Fahrbarer Arbeitstisch mit zwei Ebenen

❑ vorhanden ❑ nicht vorhanden ❑ Alternativen

Obere Ebene

Bettwäsche

- ❑ Bettbezüge
- ❑ Stecklaken
- ❑ Bettlaken
- ❑ Kopfkissenbezüge
- ❑ Nachthemden
- ❑ Felle
- ❑ Gummiunterlage
- ❑ andere Unterlage
- ❑

Waschutensilien

- ❑ Handtücher
- ❑ Waschlappen
- ❑ Einmalwaschlappen
- ❑ Waschschüsseln
- ❑ unsterile Einmalhandschuhe
- ❑ Schutzkittel
- ❑
- ❑
- ❑

Arbeitsmittel

- ❑ Blutdruckgerät/Stethoskop
- ❑ Thermometer
- ❑ Krankenkurven
- ❑ Händedesinfektionsmittel
- ❑ Antithrombosestrümpfe
- ❑ Maßband
- ❑
- ❑

Tablett für Heparininjektion

- ❑ Fertigspritzen
- ❑ Spritzen
- ❑ Kanülen
- ❑ Medikament
- ❑ Hautdesinfektionsmittel
- ❑ Zeletten
- ❑ Kanülenabwurf
- ❑

Untere Ebene

- ❑ Urinflasche(n) mit
- ❑ Steckbecken
- ❑ Urinal
- ❑ Auffanggefäß zum Entleeren von Urinableitungssystemen
- ❑ Zellstoff
- ❑ Sputumbecher mit Halterung
- ❑ Haushaltshandschuhe
- ❑ Eimer mit l

2. Pflegeschrank im Patientenzimmer

❑ vorhanden ❑ nicht vorhanden ❑ Alternativen

Pflegemittel

- ❑ Einmalhandschuhe (unsteril)
- ❑ Einmalwaschlappen
- ❑ Einmalnierenschalen
- ❑ Zellstoff
- ❑ Krankenunterlagen
- ❑ Vorlagen
- ❑ Inkontinenzslips (Windeln)
- ❑ Netzhöschen
- ❑ Hautreinigungsspray
- ❑ Salben zur Dekubitusprophylaxe
- ❑ Salben zur Pneumonieprophylaxe
- ❑

Wäschevorrat

- ❑ Bettbezüge
- ❑ Stecklaken
- ❑ Bettlaken
- ❑ Kopfkissenbezüge
- ❑ Nachthemden
- ❑ Servietten
- ❑ Handtücher
- ❑ Waschlappen
- ❑
- ❑
- ❑
- ❑

3. Persönliche Materialien des Patienten

Materialien zur Mund-/Zahnpflege

- ❑ Zahnputzbecher
- ❑ Zahnbürste
- ❑ Zahncreme
- ❑ Mundwasser
- ❑ Lippenpflegestift
- ❑ Prothesenbecher
- ❑ Reinigungstabletten
- ❑ Haftcreme/-pulver
- ❑
- ❑
- ❑

Materialien zur Mundpflege

- ❑ Mundspatel
- ❑ Lampe
- ❑ Plastikklemme
- ❑ Becher
- ❑ unsterile Tupfer
- ❑ Bepanthenlösung
- ❑ Lemonenstäbchen
- ❑ Mundspüllösung
- ❑ künstlicher Speichel
- ❑ adstringierende Lösung
- ❑ Mundpflegeset (fertig gepackt)
- ❑

Körperpflege

- ❑ eigenes Seifenstück
- ❑ eigene Waschlotion
- ❑ Krankenhausseife
- ❑ Hautcreme
- ❑ Körperlotion
- ❑ Deospray/-roller
- ❑ Eau de Toilette
- ❑ Rasierwasser
- ❑
- ❑

Rasierzeug

- ❑ Naßrasur
- ❑ Naßrasierapparat
- ❑ Seifenstick/Rasierschaum
- ❑ Rasierpinsel
- ❑ Rasierwasser
- ❑ Trockenrasur
- ❑ Trockenrasierapparat
- ❑
- ❑
- ❑

Krankenhauskleidung

- ❑ eigener Pyjama
- ❑ Krankenhaushemd
- ❑ Unterhemd
- ❑ Unterhose
- ❑ Bettjacke
- ❑ Morgenmantel
- ❑ Jogginganzug
- ❑ Strümpfe
- ❑ Hemd/Pullover
- ❑ Hose/Rock
- ❑ Hausschuhe
- ❑ geschlossene Schuhe

Haarpflege

- ❑ Kamm
- ❑ Bürste
- ❑ Haarwasser
- ❑ Haargel
- ❑
- ❑

4. Verbandwagen (Grundausstattung)

❑ vorhanden ❑ nicht vorhanden ❑ Alternativen

❑ sterile Handschuhe
❑ unsterile Handschuhe
❑ Verbandsschere
❑ Fadenschere/-messer
❑ sterile anatomische Pinzetten
❑ sterile chirurgische Pinzetten
❑ sterile Klemmen
❑ Knopfsonden/-kanülen
❑ Klammerentferner
❑ sterile Einmalspritzen
❑ Spüllösungen
❑ Händedesinfektionsmittel
❑ Wunddesinfektionsmittel
❑ Salben
❑
❑
❑

❑ Holzspatel
❑ Pflaster
❑ Spezialpflaster
❑ Schnellverbände
❑ Kompressen/Tupfer
❑ Mullbinden
❑ elastische Binden
❑ sterile Abdecktücher
❑ Unterlagen als Bettschutz
❑ Abwurf für Instrumente
❑ Plastiksack
❑ Nierenschale
❑ Mundschutz
❑
❑
❑
❑

5. Abwurfmöglichkeiten

❑ fahrbarer Wäscheständer
❑ Mülleimer

8 Der zweite Tag des Examens

8.1 Bevor die Prüfer kommen

Der zweite Examenstag beginnt in der Regel zwischen 7.00 und 8.00 Uhr. Kommen Sie wie gewohnt zum Frühdienst, um den Bericht der Nachtwache zu hören und um letzte Vorbereitungen zu treffen.
Dazu gehören:
- Am Vorabend zusammengestelltes Material auf Vollständigkeit überprüfen
- Patienten wecken und begrüßen
- Raum lüften und heizen, falls es kühl ist
- Mülleimer leeren
- Letzte Unsicherheiten mit dem Mentor besprechen
- **Konzept noch ein letztes Mal durch den Kopf gehen lassen**
- Schild mit der Aufschrift **„Bitte nicht stören – Praktisches Krankenpflegeexamen“** an die Patientenzimmertür hängen

8.2 Wenn die Prüfer da sind

8.2.1 Vorstellung der Patienten

Nachdem die Prüfer eingetroffen sind, stellen Sie wie in einer Dienstübergabe (unter Zuhilfenahme der Patientendokumentation und der Pflegeplanung) Ihren Hauptpatienten ausführlich vor.
Formales:
- Name und Alter
- Versorgung vor der Aufnahme
- Liegedauer
- persönliches Umfeld
- soziales Umfeld
- Diagnosen
- bisherige Diagnostik
- bisherige Therapie und pflegerische Maßnahmen (Operation, Medikamente, Krankengymnastik, Kostform, Prophylaxen)

Individuelles:
- Welche Einstellung hat der Patient zu den Beschwerden?
- Möchte er die Krankheitsphase schnell überwinden und sich aktiv an der Genesung beteiligen oder ist er eher passiv und läßt alles über sich ergehen?
- Ist er ausreichend aufgeklärt?
- Welche Ängste zeigt oder formuliert er?
- Besteht Gesprächsbedarf über die Krankheitssituation?
- Kann er sich sinnvoll beschäftigen?
- Hat er Hobbys, denen er zu Hause/im Krankenhaus nachgehen kann?

8.2.2 Pflegeplanung

Erläutern Sie Ihre Pflegeplanung, die Sie auf der Grundlage der Bestandsaufnahme Pflege (Kapitel 6) erstellt haben. Hierzu einige Beispielfragen, die keinen Anspruch auf Vollständigkeit erheben:

- **ATL Sich bewegen**
- Wie mobil ist der Patient?
- Kann er aufstehen?
- Braucht er Hilfe beim Aufstehen?
- Kann er alleine oder nur in Begleitung gehen?
- Ist er bettlägerig?
- **ATL Sich waschen und kleiden**
- Wieviel Unterstützung braucht der Patient beim Waschen und Anziehen?
- Kann er sich zum Teil selbst waschen oder ist er ganz auf Hilfe angewiesen?
- Wird er im Bett oder am Waschbecken gewaschen?
- **ATL Essen und trinken**
- Muß das Essen nur hergerichtet werden oder braucht der Patient Unterstützung bei der Nahrungsaufnahme?
- Muß er sich nach einer Diät ernähren?

- **ATL Ausscheiden**
  - Ist der Patient kontinent oder inkontinent?
  - Benötigt er spezielle Pflegeartikel?
  - Ist er obstipiert?
- **ATL Körpertemperatur regeln**
  - Hat der Patient Fieber?
- **ATL Atmen**
  - Hat er Atemprobleme?
- **ATL Wach sein und schlafen**
  - Klagt er über Schlafstörungen?
- **ATL Kommunizieren**
  - Kann man sich gut mit dem Patienten unterhalten?
  - Gibt es Sprachprobleme?
- **ATL Sich sicher fühlen und verhalten**
  - Ist der Patient orientiert oder verwirrt?
  - Birgt der Klinikaufenthalt Risiken für den Patienten?
  - Können Sekundärerkrankungen, z.B. Infektionen auftreten?
- **Pflegeziele**
  - Welche wichtigen Pflegeziele wurden gesetzt und inwieweit wurden sie erreicht?
  - Konnte der Patient seit seiner Aufnahme einen höheren Grad an Selbständigkeit erlangen?
- **Ressourcen**
  - Konnten die Ressourcen des Patienten genutzt und/oder ausgebaut werden?
  - Ist er abhängiger geworden?
- **Pflegemaßnahmen**
  - Welche Prophylaxen werden zu welchem Zweck durchgeführt?
  - Welche spezielle pflegerische Unterstützung benötigt der Patient?
  - Welche pflegerischen Tätigkeiten wurden für den heutigen Tag geplant?
  - Können sie geplant erfolgen oder hat es innerhalb der letzten Stunden seit Erhebung der Pflegeplanung Veränderungen gegeben, auf die flexibel zu reagieren ist?

Beschreiben Sie Veränderungen, die seit der Erhebung der Pflegeplanung eingetreten sind und begründen Sie, warum Sie entgegen der Planung anders vorgehen. Die Prüfer werden den Prüfungsablauf gemäß diesen Angaben bewerten.

Manche Prüfer haben ein Spezialgebiet, zu dem sie gerne Fragen formulieren. Wenn Sie es kennen, können Sie sich darauf vorbereiten und in der Prüfung sicher und kompetent antworten.

8.2.3 Vor dem Betreten des Zimmers

Stellen Sie nach Ihren Vorüberlegungen die Materialien auf einem fahrbaren Arbeitstisch zusammen (siehe Kapitel 7.3). Er dient als Ablage für ungebrauchtes Material und wird in das Patientenzimmer mitgenommen. Fragen Sie die Fachprüfer, wer Sie in der Prüfung unterstützt, falls Sie Hilfe brauchen.

Vergewissern Sie sich, daß Sie keinen Schmuck mehr tragen, bevor Sie sich die Hände desinfizieren. Falls einer der Fachprüfer nicht an die hygienische Händedesinfektion denken sollte, bieten Sie ihm das Händedesinfektionsmittel auf Ihrem Arbeitswagen an.
Wenn Sie neben dem Arbeitstisch auch den Wäscheständer mit ins Zimmer hineinnehmen, muß dieser am Ende der Prüfung desinfiziert werden. Andernfalls lassen Sie ihn vor dem Zimmer stehen. Alternativ können Sie auch einen abgezogenen Kopfkissenbezug als Wäscheabwurfsack benutzen oder die Schmutzwäsche auf einem Stuhl ablegen, der anschließend desinfiziert werden muß.

8.2.4 Im Patientenzimmer (praktischer Teil)

Nachdem Sie die Patienten begrüßt haben, beginnt der eigentliche Teil der praktischen Prüfung.

Kontrollieren Sie, ob alle Fenster geschlossen sind und sorgen Sie für ausreichende Beleuchtung. Leider wird das in der ersten Aufregung leicht vergessen.

Ziehen Sie Ihren Schutzkittel, falls Sie ihn brauchen, über. Entfremden Sie dazu aber kein Patientenhemd. Plazieren Sie Arbeitstisch, Wäscheständer (falls Sie ihn ins Zimmer mitgenommen haben), Mülleimer und einen Stuhl so, daß Sie gut arbeiten können.

8.2.5 Durchführung der geplanten Pflegetätigkeiten

Der Ablauf eines jeden Examens ist einzigartig und richtet sich nach der Hilfestellung, die jeder Patient benötigt. Sie können aber Vorüberlegungen zur Organisation anstellen wie:
- Welche Pflegetätigkeiten können nacheinander bei allen Patienten verrichtet werden?
- In welcher Reihenfolge sollen die Patienten versorgt werden?
- Zu welchem Zeitpunkt muß eine Händedesinfektion vorgenommen werden?

Die **Einzelschritte** eines möglichen Pflegeablaufs sollen Ihnen am Beispiel der in Kapitel 4.2 vorgestellten Patientengruppe verdeutlicht werden (siehe unten). Auf individuelle Pflegeprobleme wird dabei **nicht** eingegangen.

Pflegetätigkeiten, die bei allen Patienten zu verrichten sind:
- Urinflaschen wechseln und entleeren, Urinbeutel entleeren
- Sputumbecher wechseln und entleeren
- Händedesinfektion

Pflegetätigkeiten beim ersten Patienten (Hauptpatient), der nach erlittenem Apoplex Hilfe beim Waschen benötigt (siehe Kapitel 4.2).

Patient	**Prüfling/(Helfer)**
	– Patient informieren – Vitalwerte erheben – Händedesinfektion – s.c. Injektion/Heparin – Patient beim Aufrichten behilflich sein – Bettisch im rechten Winkel vor den Patienten stellen – Mundpflegeutensilien/ Handtuch bereitstellen
– Zahnprothese herausnehmen und unter fließendem Wasser abspülen, Mund ausspülen	
	Zahnprothese reinigen
– Zahnprothese wieder einsetzen	
	– Mundpflegeutensilien entfernen – Rasurutensilien bereitstellen
– Rasur	
	evtl. behilflich sein – Rasurutensilien entfernen – Waschschüssel stellen/ Waschlappen und Seife geben
– Gesicht waschen und abtrocknen – Gesichtspflege (Rasierwasser/Creme) – Pyjamajacke ausziehen	
	– behilflich sein – Jacke an das Bettende legen – Bettdecke bis Intimbereich zurückschlagen
– Hals, Arme und Oberkörper waschen und abtrocknen	
	– evtl. behilflich sein

Patient	Prüfling/(Helfer)
	– Bettisch wegstellen – Rücken waschen und abtrocknen – Pneumonieprophylaxe – Patienten frische Pyjamajacke anziehen – Waschlappen ausspülen und zusammen mit Handtuch weghängen (oder zur Schmutzwäsche geben) – Oberkörper abdecken – Bett flacher stellen – Hose ausziehen und Intimbereich damit abdecken – mit frischem Waschlappen und frischem Handtuch weiter waschen – Beine/Füße waschen und abtrocknen – Waschlappen auswringen und weghängen (oder zur Schmutzwäsche geben) – Wasserwechsel – Schlafanzughose vom Intimbereich entfernen – Einmalhandschuhe anziehen und Intimbereich evtl. mit mehreren Einmalwaschlappen waschen (sofort verwerfen), abtrocknen – Patient zur Seite drehen/Helfer sichert bei Bedarf – Gesäß evtl. mit mehreren Einmalwaschlappen waschen (sofort verwerfen), abtrocknen – Dekubitusprophylaxe – Handschuhe ausziehen, verwerfen – Handtuch weghängen (oder zur Schmutzwäsche geben) – Hose anziehen

Patient	**Prüfling/(Helfer)**
	– Waschschüssel wegräumen – Patient betten und zum Frühstück lagern
– Kämmen	
	– Bettisch/Stuhl desinfizieren und zurechtrücken – Händedesinfektion

Pflegetätigkeiten beim zweiten Patienten, der wegen einer schwer einstellbaren Hypertonie vorläufige Bettruhe hat, sich aber bis auf den Rücken selbst waschen kann (siehe Kapitel 4.2).

Patient	**Prüfling/(Helfer)**
	– Patient informieren – Vitalwerte erheben
– im Bett aufrichten	
	– Bettisch im rechten Winkel vor den Patienten stellen – Mundpflegeutensilien/Handtuch bereitstellen
– Mundpflege	
	– Mundpflegeutensilien entfernen – Rasurutensilien bereitstellen
– Rasur	
	– Rasurutensilien entfernen – Waschschüssel stellen/Waschlappen und Seife geben
– Gesicht waschen und abtrocknen – Gesichtspflege (Rasierwasser/Creme) – Pyjamajacke ausziehen – selbständiges Waschen des Oberkörpers	
	– Rücken waschen und abtrocknen – Pneumonieprophylaxe

Patient	**Prüfling/(Helfer)**
– Jacke anziehen	
	– Bettdecke auf Stuhl vor das Bett legen – Waschlappen ausspülen und zusammen mit Handtuch weghängen (oder zur Schmutzwäsche geben) – frisches Handtuch und frischen Waschlappen geben
– Pyjamahose ausziehen – Füße und Beine waschen und abtrocknen	
	– Wasserwechsel
– Intimbereich waschen und abtrocknen – Pyjamahose anziehen	
	– Waschlappen ausspülen und zusammen mit Handtuch weghängen (oder zur Schmutzwäsche geben) – Waschschüssel wegräumen – Patient betten
– Kämmen – zum Frühstück aufsetzen	
	– Bettisch desinfizieren – Händedesinfektion

Pflegetätigkeiten beim dritten Patienten, Zustand nach Phlebothrombose, weitgehend selbständig (siehe Kapitel 4.2).

Patient	**Prüfling/(Helfer)**
– weitgehend selbständig	
	– Antithrombosestrümpfe anziehen – Händedesinfektion

Abschließende Tätigkeiten:
- bei allen Patienten bedanken
- ungebrauchte Wäsche im Pflegeschrank im Patientenzimmer aufräumen (nicht mehr in den Wäschewagen zurücksortieren)
- Medikamente und Tropfen kontrollieren und verteilen
- Frühstück servieren, evtl. herrichten und anreichen
- Material aufräumen oder entsorgen

Trotz guter Planung können Sie Überraschungen erleben. Unter Umständen müssen Sie den gesamten Ablauf umstellen, weil ein Patient während der Prüfung darauf besteht, sich selbst zu waschen, obwohl Sie eine Ganzkörperwaschung geplant haben. Lassen Sie den Patienten in diesem Fall gewähren. Achten Sie aber darauf, daß er sich nicht unnötig anstrengt und unterstützen Sie ihn da, wo es nötig wird.

Reagieren Sie auf jede neue Situation. Falls Ihnen z.B. aus der Waschschüssel Wasser auf den Boden schwappt, wischen Sie es auf, damit niemand ausrutscht und desinfizieren Sie sich im Anschluß daran die Hände. Es kann auch vorkommen, daß ein Patient behauptet, er hätte sich bereits im Intimbereich gewaschen, weil es ihm peinlich ist, sich vor den Prüfern auszuziehen. Auch hier müssen Sie situationsabhängig reagieren. Fällt Ihnen auf, daß Sie eine geplante Maßnahme vergessen haben, können Sie diese immer noch durchführen, vorausgesetzt, Sie überfordern den Patienten nicht. Haben Sie beispielsweise vergessen, das Stecklaken zu wechseln, belassen Sie es dabei, wenn der Patient bereits erschöpft wirkt. Vergessen Sie aber nicht, im Nachgespräch Ihre Entscheidung zu **begründen.**

Unterhalten Sie sich mit den Patienten. Vielleicht gelingt es Ihnen auch, die Prüfer ins Gespräch mit einzubeziehen. Vergessen Sie darüber hinaus nicht Ihre Planung und konzentrieren Sie sich auf die Pflege.

8.2.6 Nachgespräch und Beurteilung

Im Nachgespräch haben Sie die Gelegenheit, sich zum Ablauf der Prüfung zu äußern. Man wird Sie bitten, die Prüfung selbstkritisch zu reflektieren. Was war gut, was war weniger gut? Falls es Abweichungen von der Pflegeplanung gab, können Sie dies mündlich erläutern.

Abweichungen von der Planung sind nicht mit einem Fehler gleichzusetzen. Vielmehr können Sie zeigen, daß Sie situationsgerecht reagiert haben. Begründen Sie deshalb immer, warum Sie sich für eine veränderte Vorgehensweise entschieden haben.

Im Pflegebericht dokumentieren Sie Ihre Beobachtungen und die Pflegetätigkeiten, die Sie während der praktischen Prüfung nicht erledigt haben, bzw. nicht geplant hatten. Alle „Routinearbeiten“ wie die tägliche Waschung, Einreibung usw. werden nur mit einem Handzeichen abgehakt.
Nach diesem Gespräch ist die Prüfung beendet. Jeder Fachprüfer wird mit Hilfe seines Protokolls eine Note festlegen. Aus beiden Noten errechnet sich die Examensnote für den praktischen Teil der Prüfung, die bis zur Bekanntgabe aller Noten geheim bleibt.

8.2.7 Beurteilungskriterien

Die Beurteilungskriterien variieren von Krankenpflegeschule zu Krankenpflegeschule. Das Krankenpflegegesetz (§6 KrPflAPrV) definiert lediglich die Noten „sehr gut“ bis „ungenügend“, die den in den allgemeinbildenden Schulen üblichen Grundsätzen entsprechen. Informieren Sie sich, wie die

Prüfungsprotokoll

- **Vorbereitung**
- der Patienten
- des Materials
- des Raumes ______________________________ Note: _____

- **Pflegetätigkeiten**
- patientengerecht
- koordiniert
- fachlich richtig ______________________________ Note: _____

- **Nachsorge/Nachbereitung:**
- der Patienten
- des Materials
- des Raumes ______________________________ Note: _____

- **Umgang mit Patienten und Angehörigen**
- bedürfnisorientiert
- offen, freundlich, kommunikativ ______________ Note: _____

- **Hygiene und Ordnung**
- persönliche Hygiene/Händedesinfektion
- Ordnung am Arbeitsplatz
- Desinfektion/Sauberkeit ____________________ Note: _____

- **Einsatz von Material, Hilfsmitteln, Sterilgut**
- fachgerecht
- wirtschaftlich ______________________________ Note: _____

- **Pflegeplanung**
- Pflegeplanung überprüft und aktualisiert
- Pflegeanamnese
- Pflegeprobleme/Ressourcen
- Pflegeziele
- Pflegemaßnahmen
- Pflegebericht
- Umsetzung der theoretischen Pflegeplanung
- Organisation und Koordination der Arbeitsabläufe
- mündl. Übergabe des zweiten und dritten Pat. _______ Note: _____

Gesamtnote: _____

Noten an Ihrer Krankenpflegeschule errechnet werden.

Jeder Prüfer vergibt anhand seines Prüfungsprotokolls Einzelnoten, die die verschiedenen Phasen der Prüfung bewerten und gewinnt daraus eine Gesamtnote. Die Endnote errechnet sich aus der Summe dieser beiden Gesamtnoten, dividiert durch zwei (bis 0,49 wird abgerundet, ab 0,5 wird aufgerundet). Folgendes Beispiel zeigt die Bewertungsschwerpunkte einer Prüfung.

Nach §14 Absatz (4) der KrPflAPrV bildet der Vorsitzende des Prüfungsausschusses aus den Noten der Fachprüfer im Benehmen mit diesen die Prüfungsnote für den praktischen Teil der Prüfung.

Zusammenfassung: Überprüfen Sie Ihr vorbereitetes Material auf Vollständigkeit. Berichten Sie den Fachprüfern wie in einer Dienstübergabe über die Patienten. Versuchen Sie, die Pflege möglichst eng an die Pflegeplanung anzulehnen. Abweichungen von der Planung müssen für den Prüfer nachvollziehbar begründet werden.

Im Anschluß an die Prüfung haben Sie Gelegenheit, sich zum Ablauf der Prüfung zu äußern. Es gibt bundesweit keine einheitlichen Bewertungskriterien für das praktische Krankenpflegeexamen. Die Beurteilung setzt sich aus vielen Einzelnoten der Fachprüfer zusammen. Aus der Summe der Einzelnoten errechnet sich die Gesamtnote der praktischen Prüfung. Die Note bleibt bis zum Abschluß aller Prüfungen geheim.

8.3 Organisationsblatt zum Ablauf des praktischen Krankenpflegeexamens

In nachfolgendem Organisationsblatt können Sie festhalten, wie Ihre Prüfung organisiert ist.

Praktisches Krankenpflegeexamen

Das praktische Krankenpflegeexamen findet statt an

❑ einem Tag ❑ an zwei aufeinanderfolgenden Tagen

Ich werde auf Station ________________________ geprüft

1. Tag (Werktag/Datum) ________________________

2. Tag (Werktag/Datum) ________________________

Am 1. Tag stehen ______ Stunden von ______ Uhr bis ______ Uhr zur Verfügung

Am 2. Tag stehen ______ Stunden von ______ Uhr bis ______ Uhr zur Verfügung

Zu versorgende Patienten

❑ 2 Patienten ❑ 3 Patienten ❑ 4 Patienten

Die Patienten liegen in

❑ einem Zimmer Zimmer-Nr. _____ ❑ zwei Zimmern Zimmer-Nrn. _____

Die Patienten heißen:

____

____

Die Fachprüfer heißen:

____

____

Ein Fachprüfer (Erstprüfer) ist Lehrer für Krankenpflege ❑ ja ❑ nein

Ein Fachprüfer (Zweitprüfer) ist mein Mentor ❑ ja ❑ nein

____

Am Abend vor dem Examen informiere ich die Nachtwache,
daß sie den Patienten nicht wäscht ❑ ja ❑ nein

9 Tips und Tricks

Erfahrungsgemäß werden während der Pflegeausbildung und besonders im praktischen Examen immer die gleichen Pflegethemen diskutiert. Deshalb habe ich wichtige Diskussionspunkte gesammelt und sie nachfolgend in alphabetischer Reihenfolge aufgelistet. Die Umsetzung der Tips und Tricks soll Ihnen mehr Sicherheit geben.

- **Aufklärung**

Begründen Sie, so oft Sie können, Ihr Tun. Erklären Sie dem Patienten, warum Sie so handeln, wie Sie handeln. Der Patient erhält von Ihnen Information und Beratung zugleich. Sie beziehen ihn in die Pflege mit ein, fördern die Interaktion und zeigen den anwesenden Prüfern, daß Sie überlegt und professionell handeln.

- **Bettgitter/Hilfsmittel zur Fixation**

Bettgitter, Bauchgurt oder andere Fixierungen schränken die Freiheit eines Menschen ein und dürfen **nur bei einer akuten Gefährdung** des Patienten angelegt werden. Besteht eine solche nicht, ist eine schriftliche Anordnung des Arztes erforderlich. Sie erlaubt eine Fixierung des Patienten von 24 Stunden. Über diesen Zeitraum hinaus bedarf es eines Beschlusses eines Amtsrichters (Ausnahme: der Patient ist einverstanden, z. B. mit Bettgittern). Waschen Sie den Patienten nicht durch oder über das Gitter. Klappen Sie es herunter und lösen Sie die Fixierung, wenn der Patient dadurch nicht gefährdet ist.

- **Blasendauerkatheter**

Manipulationen am Blasendauerkatheter erfolgen immer mit Handschuhen. Leeren Sie einen vollen Urinbeutel, bevor Sie mit Ihren Pflegetätigkeiten beginnen, sonst werden Sie und der Patient bei der Pflege behindert. Nach neuesten Erkenntnissen reicht das Waschen mit Wasser und Seife zur Katheterpflege aus. Während Sie bei Männern die Vorhaut zurückziehen, spreizen Sie bei Frauen die Schamlippen.

• Dekubitusprophylaxe

Ziele der Dekubitusprophylaxe sind die Minimierung der Risikofaktoren, die Vermeidung von Druckeinwirkung auf die Haut sowie die Aufrechterhaltung einer intakten, gut durchbluteten Haut. Der Grad der Dekubitusgefährdung läßt sich mit Hilfe der Norton-Skala ermitteln.

Zur Durchblutungsförderung eignet sich eine sanfte Massage der betroffenen Hautstellen mit Salbe oder Hautöl. Benutzen Sie diese Hautpflegemittel aber sparsam, um die sogenannte Hautatmung nicht zu behindern bzw. um die Haut nicht unnötig aufzuweichen.

Die Technik des „Eisens und Fönens“, wie sie einmal zur Dekubitusprophylaxe angewendet wurde, hat sich nicht bewährt. Ein bereits vorgeschädigtes Gefäß kann sich auf den raschen Wechsel von Wärme und Kälte nicht schnell genug einstellen und mit einer Gefäßdilatation/-kontraktion reagieren. Der gewünschte Effekt der Mehrdurchblutung verkehrt sich ins Gegenteil.

Die **Grundprinzipien** der Dekubitusprophylaxe sind:

- Druckentlastung durch Weich-/Hohl- und Umlagern
- Aufrechterhaltung einer intakten Haut
- Vermeidung von Scherkräften
- Lagerung auf glatten, sauberen Unterlagen
- Anpassung der Ernährung
- Umsetzung einer aktivierenden Pflege
- Mobilisation

• Hautdesinfektion

Vor jeder pflegerischen Tätigkeit, bei der die Haut verletzt wird (z.B. bei Injektionen/Blutzuckerbestimmungen), erfolgt eine Hautdesinfektion. Die Ziele der Desinfektion sind die Keimreduzierung auf der Haut und die Vermeidung einer Keimverschleppung in den Stichkanal und das ihn umgebende Gewebe.

Vorgehen:
Benetzen Sie die Einstichstelle mit Hautdesinfektionsmittel und warten die vorgeschriebene Einwirkzeit ab (siehe Herstellerangaben). Wischen Sie anschließend mit einem trockenen, sterilen Tupfer sorgfältig das Desinfektionsmittel von innen nach außen ab, d.h. von der Einstichstelle weg, in die Peripherie.
Nur durch das Abwischen werden Keime und Fett tatsächlich entfernt und ein Einbringen von Desinfektionsmittel in den Stichkanal verhindert. Das meist alkoholhaltige Desinfektionsmittel kann beispielsweise die Eiweißkörper des Insulins zerstören oder das Ergebnis eines Blutzuckertests verfälschen.

- **Hygienische Händedesinfektion**

Die Hände des Klinikpersonals sind der Hauptübertragungsweg von Keimen, der durch die hygienische Händedesinfektion unterbrochen wird.
Der **Grundsatz** der hygienischen Händedesinfektion lautet:
– erst desinfizieren, dann waschen
Die hygienische Händedesinfektion erfolgt immer vor und nach Tätigkeiten am Patienten, vor dem Umgang mit Lebensmitteln und Medikamenten, sowie nach Kontakt mit infektiösem Material (auch wenn Sie Handschuhe getragen haben). Desinfizieren Sie sich während der Arbeit zusätzlich die Hände, so dient es der zwischenzeitlichen Keimreduzierung.

Vorgehen:
Drücken Sie mit dem Unterarm einmal den Hebel des Desinfektionsmittelspenders ganz nach unten und fangen mit der freien, hohlen Hand das Desinfektionsmittel auf. Ein Hub enspricht der zur

Händedesinfektion benötigten Menge von circa 3 Millilitern. Um sicherzustellen, daß die Einwirkzeit eingehalten wurde, verreiben Sie das Desinfektionsmittel solange in Ihren Händen, bis sie trocken sind, mindestens jedoch 30 Sekunden. Waschen Sie dann Ihre Hände und Unterarme gründlich mit Seife und spülen und trocknen sie anschließend sorgfältig ab. Schließen Sie den Wasserhahn möglichst mit dem Unterarm oder mit dem gebrauchten Papierhandtuch.

• Insulinpflichtiger Diabetiker

Wird vor der Insulingabe ein Nüchternblutzucker bestimmt, nehmen Sie alle hierzu benötigten Materialien einschließlich des Insulins auf Ihrem fahrbaren Arbeitstisch mit ins Zimmer. Der Spritz-Eßabstand beträgt je nach Art des Insulins ca. 30 Minuten. Angebrochene Insulinampullen brauchen nach Auskunft der Hersteller nicht im Kühlschrank gelagert werden.

• Kontrakturenprophylaxe

Die Ziele der Kontrakturenprophylaxe sind die Erhaltung der funktionellen Gelenkstellung und die Gewährleistung eines harmonischen Bewegungsablaufs. Kontrakturen sind nicht selten die Folge eines Lagerungsfehlers. An dieser Stelle sei besonders die Ausbildung eines Spitzfußes hervorgehoben. Benutzen Sie zur Spitzfußprophylaxe immer eine weiche Fußstütze (Schaumstoff), die den Füßen des Patienten Bewegungsspielraum läßt. Völlig ungeeignet ist eine starre Fußstütze (Kiste/Hokker), die die Spastizität verstärkt. Einige Krankengymnasten empfehlen bei bettlägerigen Patienten das Tragen von halbhohen Turnschuhen im Bett. Dadurch wird das Gelenk in physiologischer Mittelstellung gehalten. Die **Grundprinzipien** der Kontrakturenprophylaxe sind:

- Lagerung
- Durchbewegen der betroffenen Gliedmaßen
- Mobilisation

• Obstipationsprophylaxe

Die Ziele der Obstipationsprophylaxe sind die Minimierung der Risikofaktoren, die Aufrechterhaltung der regelmäßigen Darmentleerung sowie die Förderung weichen Stuhlgangs.
Weizenkleie regt die Darmperistaltik an und zählt zu den natürlichen, stuhlfördernden Lebensmitteln. Es reicht allerdings nicht aus, dem Patienten zum Frühstück die Weizenkleie mit einem Becher Joghurt zu servieren. Diese würde im Magen aufquellen, Blähungsgefühle verursachen und die Verstopfung fördern. Weizenkleie darf deshalb nur mit sehr viel Flüssigkeit eingenommen werden.
Die **Grundprinzipien** der Obstipationsprophylaxe sind:
- ausreichende Flüssigkeitszufuhr
- ballaststoffreiche Ernährung, die die Darmperistaltik anregt
- Mobilisation und körperliche Bewegung

• Phimose

Bei einer echten Phimose kann die Vorhaut nicht über den Penis zurückgeschoben werden, um die Glans zu reinigen. Vermeiden Sie deshalb unnötige Manipulationen.

• Pilzbefall

Von Pilz befallene Hautstellen werden mit Einmalwaschlappen gewaschen und mit Einmalhandtüchern abgetrocknet. Verwendet der Patient eigene Handtücher und Waschlappen, müssen diese täglich gewechselt werden, um eine sog. „Ping-Pong-Infektion“ zu vermeiden. Die befallene Hautregion wird zuletzt gewaschen. Erkrankte Haut wird mit einem vom Arzt verordneten Medikament behandelt. Wurde eine Waschschüssel verwendet, muß sie desinfiziert werden.

• Pneumonieprophylaxe

Die Ziele der Pneumonieprophylaxe sind die Vermeidung einer Sekretanschoppung in der Lunge

sowie die gute Belüftung aller Lungenbezirke. Neben den bekannten Maßnahmen zur Pneumonieprophylaxe eignen sich unterschiedliche Massagetechniken (z.B. manuelles Vibrieren) und warme Zitronenbrustwickel. Die Wickellösung wird hergestellt aus einer halben, unbehandelten Zitrone, über die ein $^{3}/_{4}$ Liter heißes Wasser gegossen wird. Halten Sie die Zitrone mit einer Gabel im heißen Wasser fest und ritzen die Schale mit einem Messer mehrfach ein. Bei dieser Methode entweicht das ätherische Öl der Zitrone nicht in die Luft, sondern in die Wickellösung. Anschließend Zitrone mit Stampfer (Becher) ausdrücken.
Die **Grundprinzipien** der Pneumonieprophylaxe sind:
- Mobilisation und Lagerung
- Atemgymnastik und Inhalation
- Frischluftzufuhr
- ausreichende Flüssigkeitszufuhr
- sorgfältige Mundpflege

• Seife und Waschlotion

In der Pflegepraxis erleben Sie viele Menschen mit unterschiedlichen Waschgewohnheiten. Diese sollten Sie respektieren. Beispielsweise ist es nicht notwendig, sich täglich mit Seife zu waschen. Haut und Schleimhaut trocknen unnötig aus und werden ihres natürlichen Schutzmantels beraubt. Der häufige Gebrauch von Seife im Intimbereich zerstört beispielsweise das Scheidenmilieu und erhöht damit das Infektionsrisiko.
Dagegen sollten Sie verschmutzte Haut mit Wasser und Seife reinigen, damit diese keinen Schaden nimmt (z.B. Wundliegen durch Nässe).
Fragen Sie den Patienten nach eigener Seife/Waschlotion und nach seinen Waschgewohnheiten. Als **Richtlinie** gelten folgende Angaben:

Körperteil		Seife/Waschlotion
Gesicht	→	nein
Hände	→	ja
Arme	→	nein
Rücken	→	nein
Gesäß	→	ja
Penis	→	ja
Vagina	→	nein ja bei starker Verunreinigung
Beine	→	nein
Füße	→	ja

• Sondenkost per Magensonde oder PEG

Verabreichen Sie dem Patienten mit Magensonde oder PEG die Sondenkost erst, nachdem Sie den anderen Patienten das Frühstück serviert haben. Richten Sie den Kranken auf, während die Sondenkost einläuft. Falls der Patient nicht über eine Pumpe ernährt wird, bleiben Sie im Zimmer, um sicherzustellen, daß die Sondenkost nicht zu schnell einläuft (abhängig von der Lage der Sonde). Sollte der Patient erbrechen, stellen Sie die Nahrungszufuhr sofort ab. Fordern Sie den Patienten zum tiefen Durchatmen auf und gewährleisten Sie nach dem Erbrechen die gründliche Mundpflege. Bereiten Sie nur die Menge der Sondenkost zu, die gebraucht wird. Die Zuleitungssysteme werden täglich gewechselt.

• Soor- und Parotitisprophylaxe

Ziele der Soor- und Parotitisprophylaxe sind die Minimierung der Risikofaktoren, eine einwandfreie Mundhygiene, eine belagfreie Zunge und die Aufrechterhaltung einer intakten Mundschleimhaut sowie geschmeidiger Lippen.

Bei alten Menschen, die wenig trinken, mit offenem Mund atmen, sich vorwiegend mit Breikost ernähren und nicht mehr kauen können, ist eine

Prophylaxe besonders wichtig. Versuchen Sie neben den bekannten Möglichkeiten der Soor- und Parotitisprophylaxe den Speichelfluß z.B. durch die Gabe von säuerlichen Lebensmitteln wie Apfelsinen- oder Grapefruitschnitzeln anzuregen, die der Patient auslutschen soll. Die Zungen- und Mundbewegungen können Sie auch stimulieren, indem Sie dem Patienten einen kleinen „Klecks" seiner Lieblingsspeise auf die Lippen streichen.

Die **Grundprinzipien** der Soor- und Parotitisprophylaxe sind:

- Anregen des Speichelflusses
- Reinigen und Anfeuchten der Mundschleimhaut/ Zunge
- Reinigen der Zähne und/oder Zahnprothese
- Anfeuchten der Atemluft

• Subkutane Injektion

Bei der subkutanen Injektion wird die Injektionslösung in das Unterhautzellgewebe gespritzt. Dort wird sie vergleichsweise langsam resorbiert.

Vorgehen:

Hände- und Hautdesinfektion (siehe oben). Hautfalte abheben und leicht schräg im Winkel von 45 Grad einstechen. Sehr kurze und dünne Kanülen wie bei Fertigspritzen oder PENs in einem Winkel von 90 Grad einstechen. Beachten Sie bei der Wahl des Injektionswinkels immer die Physionomie des Kranken. Bei adipösen Patienten stechen Sie senkrecht in die Subkutis, bei kachektischen Patienten wählen Sie einen Einstechwinkel von höchstens 45 Grad. Wenn Sie kein Blut aspirieren, Medikament langsam injizieren. Kanüle herausziehen und mit trockenem Tupfer auf die Einstichstelle mit leicht kreisenden Bewegungen drücken.

Besonderheiten bei der subkutanen Injektion von Heparin:

Fertigspritzen, die Sie einer Originalverpackung entnehmen, müssen nicht entlüftet werden. Die kleine Menge Luft in der Spritze bewirkt, daß der gesamte Spritzeninhalt injiziert werden kann.

Manchmal kommt es vor, daß ein Tropfen an der Kanülenspitze haftet. Schütteln Sie diesen bitte ab. Aspirieren Sie nicht (Mikroverletzungen), sondern injizieren Sie das Medikament gleich nach dem Einstich. Drücken Sie nach abgeschlossener Injektion den Tupfer nur leicht auf die Einstichstelle und verreiben Sie die Injektionslösung auf keinen Fall. Das Heparin würde sowohl im Stichkanal als im umgebenden Gewebe verteilt werden und dort eine lokale Blutung (blaue Flecken) verursachen.

- **Thromboseprophylaxe**

Die Ziele der Thromboseprophylaxe sind die Minimierung der Risikofaktoren sowie die Förderung des venösen Blutrückstromes.
Neben den bekannten Maßnahmen zur Thromboseprophylaxe können Sie den Patienten dazu anregen, mit Ihnen einige Übungen zu machen. Die Aktivierung der Muskelpumpe, z.B. durch Füße kreisen oder das Auf- und Abwippen auf den Zehenspitzen tut auch Ihren Beinen gut und lockert die Examenssituation auf.
Die **Grundprinzipien** der Thromboseprophylaxe sind:

- Bewegungsübungen
- Mobilisation
- Kompression der oberflächlichen Venen
- medikamentöse Therapie (s.c. Gabe von Heparin)

- **Urinal**

Das Urinal (auch Urinkondom, External, Externalkatheter) muß mindestens einmal täglich gewechselt und der Penis gründlich gereinigt werden. Das Urinal kann schwere Hautdefekte verursachen, die bis zum Durchbruch in die Harnröhre reichen, wenn es nicht täglich an einer anderen Stelle befestigt wird. Alternativ kann das Urinal in der Nacht getragen werden, während der Patient am Tag Inkontinenzslips benutzt (oder umgekehrt).

- **Verbände und Verordnungen**

Einreibungen können Sie während der Waschung eines Patienten vornehmen. Verbände wechseln Sie nach Abschluß der Ganz- oder Teilwaschung.

- **Windeln**

Pampers (Produktname für eine Einmalwindelhose) wird oft als Synonym für Windeln gebraucht. Als eine sprachliche Nachlässigkeit ist deshalb der Ausdruck zu werten, der Patient sei gepampert. In der Erwachsenenpflege heißen Windeln auch Inkontinenzslips oder Vorlagen. Sie werden im Anschluß an die Waschung im Intimbereich angelegt.

10 Arbeitsanleitung Patientenwaschung

10.1 Grundprinzipien

- Fördern Sie den Patienten in seiner Selbständigkeit und machen Sie ihn nicht abhängig
  - Animieren Sie ihn, so viel als möglich selbst zu tun
- Beziehen Sie den Patienten in Ihre Pflegetätigkeiten mit ein
  - Reden Sie mit dem Patienten
  - Fragen Sie nach seinen Wünschen
  - Informieren Sie ihn über Ihre Absichten
- Beginnen Sie am Kopf und nicht an den Füßen
- Waschen und trocknen Sie ab in folgender Reihenfolge
  - Augen von außen nach innen
  - Arme und Beine in großen Zügen zum Herzen hin
  - Genitalbereich von der Symphyse zum Anus hin
- Waschen Sie erst den von Ihnen entfernten Arm und dann den Ihnen nahen Arm
  - Verfahren Sie bei den Beinen ebenso
- Mindestens einmal Wasserwechsel

- Den Patienten nie grundlos von Kopf bis Fuß mit Handschuhen waschen
  - Nur im Genitalbereich oder bei Hauterkrankungen Handschuhe tragen
- Verwenden Sie zum Waschen des Genitalbereichs Einmalwaschlappen, bei Hauterkrankungen auch Einmalhandtücher
  - Tauchen Sie einen mit Stuhl beschmierten Einmalwaschlappen nicht in das Waschwasser; verwerfen Sie ihn statt dessen und nehmen einen neuen Einmalwaschlappen
- Stellen Sie sich zum Waschen eines Patienten mit Apoplex auf die Seite, die gelähmt ist
- Sind Sie nicht zu großzügig, aber auch nicht zu sparsam mit den Materialien, die Sie benötigen
- Sind Sie eher großzügig mit dem Wasser
- Waschen Sie den Patienten nicht durch oder über Bettgitter
- Lagern Sie den Patienten entsprechend dem Waschstadium und lassen Sie ihn nicht die ganze Zeit flach auf dem Rücken liegen

10.2 Variante 1 der Patientenwaschung

Diese Variante erfordert:
1 × aufsetzen/wieder hinlegen
1 × Wasserwechsel
1 × drehen/wieder zurückdrehen
Danach können Sie Patienten waschen, die noch über Ressourcen verfügen, aber Hilfe bei der Ganz- oder Teilwäsche benötigen. Aus Abbildung 10.1 können Sie die Reihenfolge der zu waschenden Körperpartien entnehmen.

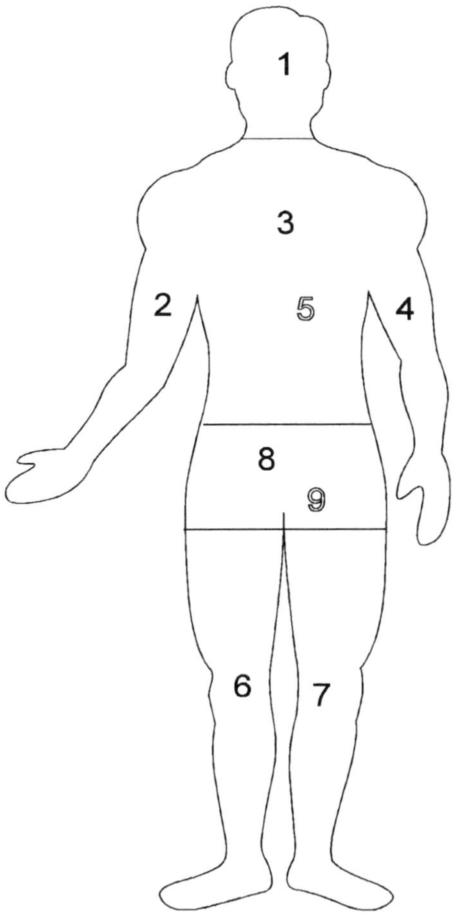

Abb. 10.1 Variante 1 der Patientenwaschung

1 Gesicht
2 entfernter Arm
3 Oberkörper
4 naher Arm
aufsetzen
5 Rücken
wieder hinlegen
6 entferntes Bein
7 nahes Bein
Wasserwechsel
8 Genitalbereich
drehen
9 Gesäß
wieder zurückdrehen

10.3 Variante 2 der Patientenwaschung

Diese Variante erfordert:
1 × drehen/wieder zurückdrehen
2 × Wasserwechsel
Sie eignet sich für Patienten, die nur wenige/keine Ressourcen haben und sich nicht alleine auf die Seite drehen können. Zunächst wird die vordere Körperseite, und nachdem der Patient auf der Seite liegt, die hintere Körperseite gewaschen. Aus Abbildung 10.2 können Sie die Reihenfolge der zu waschenden Körperpartien entnehmen.

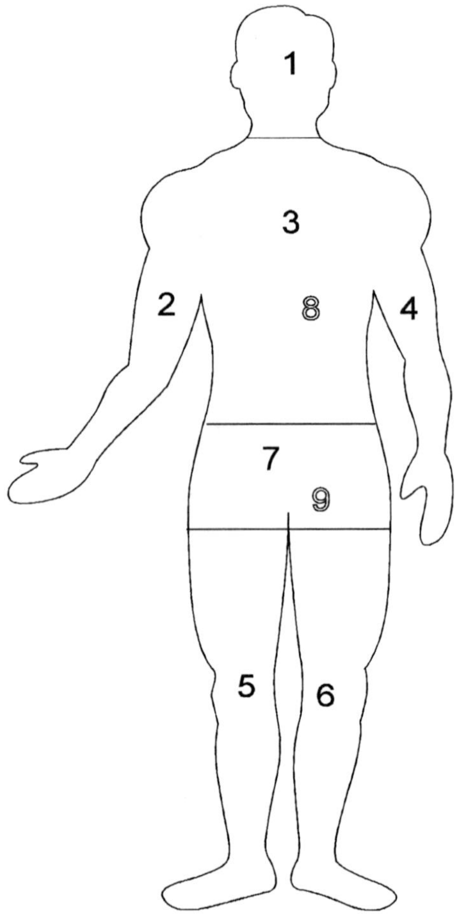

Abb. 10.2 Variante 2 der Patientenwaschung

1 Gesicht
2 entfernter Arm
3 Oberkörper
4 naher Arm
5 entferntes Bein
6 nahes Bein
Wasserwechsel
7 Genitalbereich
Wasserwechsel
drehen
8 Rücken
9 Gesäß
wieder zurückdrehen

10.4 Variante 3 der Patientenwaschung

Diese Variante erfordert:
2 × drehen/wieder zurückdrehen
1 × Wasserwechsel
Sie eignet sich ähnlich wie Variante 1 für Patienten, die in ihrer Mobilität eingeschränkt sind, sich aber dennoch mit Unterstützung auf die Seite drehen können. Aus Abbildung 10.3 können Sie die Reihenfolge der zu waschenden Körperpartien entnehmen.

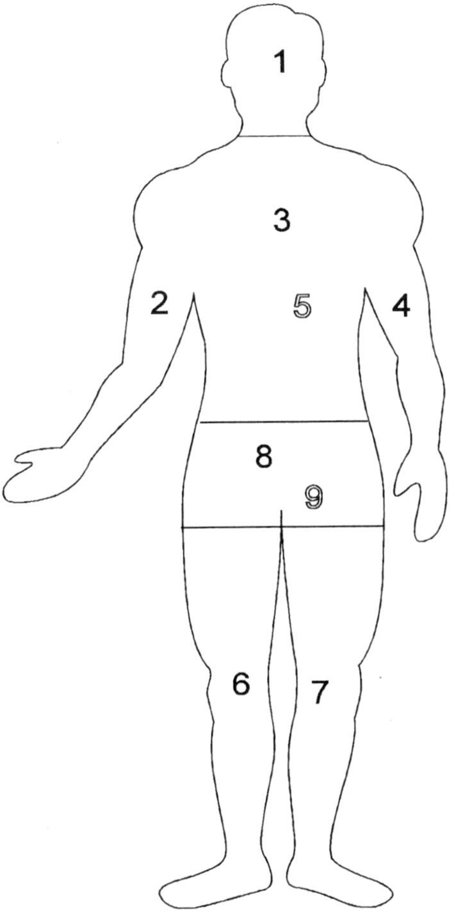

Abb. 10.3 Variante 3 der Patientenwaschung

1 Gesicht
2 entfernter Arm
3 Oberkörper
4 naher Arm
drehen
5 Rücken
wieder zurückdrehen
6 entferntes Bein
7 nahes Bein
Wasserwechsel
8 Genitalbereich
drehen
9 Gesäß
wieder zurückdrehen

III Krankenpflegeprozeß

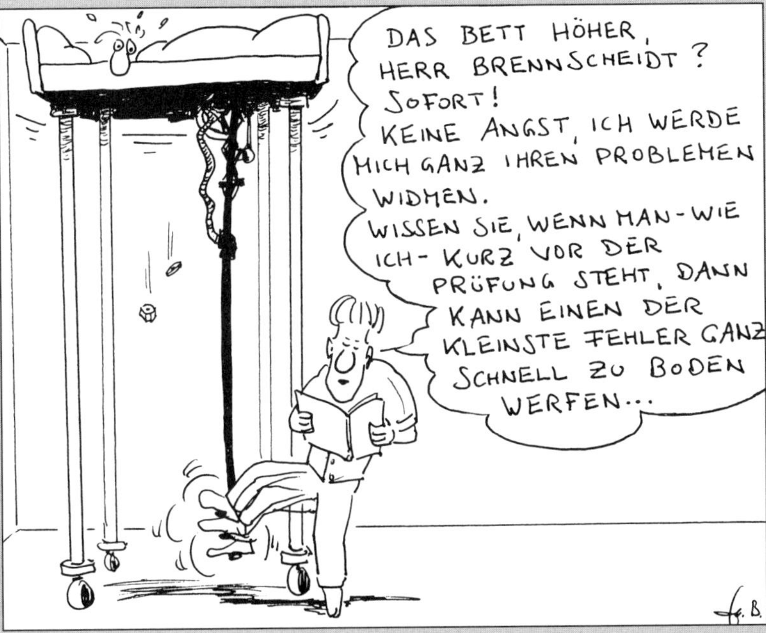
DAS BETT HÖHER, HERR BRENNSCHEIDT? SOFORT! KEINE ANGST, ICH WERDE MICH GANZ IHREN PROBLEMEN WIDMEN. WISSEN SIE, WENN MAN - WIE ICH - KURZ VOR DER PRÜFUNG STEHT, DANN KANN EINEN DER KLEINSTE FEHLER GANZ SCHNELL ZU BODEN WERFEN...
G. B.

11 Allgemeines

Durch die Entwicklung von Pflegetheorien hat die Pflege eine wissenschaftliche Basis bekommen. Eine Theorie setzt sich nach bestimmten Werten mit Gesundheit und Krankheit auseinander und beleuchtet die physische, psychische und soziale Situation des Menschen. Für die Zukunft ist es wünschenswert, daß in immer mehr Krankenhäusern vom Führungsmanagement eine Pflegetheorie ausgewählt wird, nach deren Grundsätzen das Pflegepersonal arbeitet. Dadurch kann sich die Pflege besser nach außen und nach innen repräsentieren. Eine Pflegetheorie beeinflußt auch den Krankenpflegeprozeß. Seine Einführung war ein bedeutender Schritt hin zur Professionalität. Dabei geben Pflegemodelle einer Pflegeplanung einen standardisierten Rahmen. Die bekanntesten Pflegemodelle sind die Lebensaktivitäten (LA) nach Nancy Roper und die Aktivitäten des täglichen Lebens (ATL) nach Liliane Juchli (siehe unten), für die ich mich in diesem Buch entschieden habe.

ATL nach Liliane Juchli	LA nach Nancy Roper
1 Wach sein und schlafen	**1** Schlafen
2 Sich bewegen	**2** Sich bewegen
3 Sich waschen und kleiden	**3** Sich sauberhalten und kleiden
4 Essen und trinken	**4** Essen und Trinken
5 Ausscheiden	**5** Ausscheiden
6 Körpertemperatur regulieren	**6** Körpertemperatur regulieren

ATL nach Liliane Juchli	LA nach Nancy Roper
7 Atmen	**7** Atmen
8 Sich sicher fühlen und verhalten	**8** Für eine sichere Umgebung sorgen
9 Raum und Zeit gestalten/arbeiten und spielen	**9** Arbeiten und Spielen
10 Kommunizieren	**10** Kommunizieren
11 Kind, Frau, Mann sein	**11** Sich als Mann oder Frau fühlen
12 Sinn finden im Werden, Sein, Vergehen	**12** Sterben

12 Pflegeplanung

Sowohl für die praktische Zwischenprüfung als auch für das praktische Krankenpflegeexamen müssen Sie für einen Patienten eine Pflegeplanung erstellen. Sie ist ein Extrakt des Pflegeprozesses und strukturiert zielgerichtet Ihre Arbeit.
Der Pflegeprozeß gliedert sich in vier Phasen:
In der **ersten Phase** wird die **Pflegeanamnese** erhoben. Sie ermittelt den individuellen Pflegebedarf eines Patienten, in dem Pflegeprobleme und Ressourcen herausgefiltert werden.
In der **zweiten Phase** wird die **Pflege geplant.** Aufgrund der ermittelten Pflegeprobleme und Ressourcen des Patienten werden erreichbare Pflegeziele für einen bestimmten zeitlichen Rahmen festgesetzt. Aus diesen Zielen leiten sich spezifische Pflegemaßnahmen ab.
In der **dritten Phase** werden alle geplanten **Pflegemaßnahmen zielgerichtet und kooperativ ausgeführt.**

In der **vierten Phase** werden die ausgeführten **Pflegetätigkeiten bewertet.** Indem Sie das Ergebnis Ihrer Arbeit immer wieder mit den gesteckten Pflegezielen vergleichen, können Sie die Effektivität der Pflege kontrollieren und gegebenenfalls neue Pflegeziele formulieren.

Beim Pflegeprozeß handelt es sich demnach um eine „systematische Herangehensweise, mittels derer die Pflege strukturiert wird", „die pflegerische Arbeit systematisch organisiert und durchgeführt wird" und ist somit „das Kernstück der pflegerischen Praxis" (aus Mischo-Kelling/Zeidler, 3. Aufl. 1996).

12.1 Pflegeanamnese

Bei stationärer Aufnahme eines Patienten führen Sie zuerst ein sog. **Aufnahmegespräch (Erstgespräch),** bei dem Sie wichtige Informationen vom Kranken selbst erhalten. Die gewonnenen Daten tragen Sie in das Stammblatt (Aufnahmeblatt) ein.
Ausführlichere Informationen gewinnen Sie bei der Erhebung einer **Pflegeanamnese,** die durchaus erst nach einigen Tagen abgeschlossen sein kann. Sie wird ergänzt durch Erfahrungen von Angehörigen, Pflegeberichten, Verlegungsberichten oder alten Befunden. Die **Bestandsaufnahme Pflege** (siehe Kapitel 6) unterstützt Sie bei der Informationssammlung.

Die Erhebung einer Pflegeanamnese ist der erste Schritt im Krankenpflegeprozeß. Sie ist Grundvoraussetzung für die Erstellung der Pflegeplanung.

12.1.1 Pflegeprobleme und Ressourcen

Pflegeprobleme sind Probleme, die den Patienten in seiner Selbständigkeit einschränken. Sie können subjektiv und/oder objektiv erlebt werden und in Abhängigkeit und Krankheit führen. Damit steigt der Grad an Pflegebedürftigkeit.

Ressourcen beschreiben die dem Patienten verbleibenden Reserven, d.h. sie benennen seine Fähig- und Fertigkeiten.

Pflegeprobleme des Patienten lassen sich strukturiert erfassen, wenn Sie nach dem ATL-Schema vorgehen. Sie sollen knapp und präzise die Einschränkungen wiedergeben und keine Wertung enthalten. Durch die Benennung der Ressourcen erhält die Pflegeplanung eine zusätzliche Dynamik. Die Pflegekraft erkennt nicht nur das Problem, sondern erfährt gleichzeitig, was der Patient (bezogen auf das Problem) noch selbst kann.
Es ist sinnvoll, sich zuerst ein Bild über die Kommunikationsmöglichkeiten des Patienten zu machen. Die weitere Reihenfolge der Problemerfassung richtet sich nach der ATL, in der der Patient am stärksten beeinträchtigt ist.
Eine Numerierung der ATLs innerhalb der Pflegeplanung mit arabischen Zahlen dient der Übersicht und erlaubt Querverweise.

12.1.1.1 Beispiele für die Formulierung von Pflegeproblemen/Ressourcen

Pflegeproblem	Ressource
ATL Kommunizieren – Pat. hört schlecht	* Pat. versteht besser, wenn langsam und frontal zu ihm gesprochen wird
ATL Sich bewegen – Pat. kann sich nicht auf die Seite drehen	* Pat. kann klingeln (um sich umbetten zu lassen)
ATL Ausscheiden – Pat. ist inkontinent	* Pat. spürt nasse Windel (und klingelt, um sie wechseln zu lassen)

Pflegeproblem	Ressource
ATL Atmen – Pat. ist kurzatmig	* Pat. atmet leichter in Ruhe bei Oberkörperhochlagerung

Ein medizinisches Problem darf nicht als Pflegeproblem formuliert werden. So lautet das Pflegeproblem eines Patienten mit Schlaganfall nicht „apoplektischer Insult", „Aphasie" oder „Blasenlähmung". Vielmehr beschreibt es die Einschränkungen, die der Patient in seiner Selbständigkeit erleidet wie:

	Pflegeproblem
ATL Kommunizieren	– Pat. kann sich nur unverständlich artikulieren
ATL Sich bewegen	– Pat. kann seinen rechten Arm und sein rechtes Bein nicht mehr bewegen
ATL Ausscheiden	– Pat. ist inkontinent

Um eine Dekubitusgefährdung auszudrücken, wird häufig das Pflegeproblem „Pat. ist dekubitusgefährdet" formuliert. Diese Aussage ist nicht präzise, denn sie beschreibt nur das „halbe" Problem. Besser wäre die Formulierung:

	Pflegeproblem
ATL Sich bewegen	– Pat. kann sich nicht selbst zur Seite drehen (Dekubitusgefahr)

12.1.1.2 Beispiel für ein Pflegeproblem, das mehrere ATLs beeinflußt

Ein Pflegeproblem kann auch mehrere ATLs beeinflussen, wie das folgende Beispiel zeigt.

	Pflegeproblem
ATL Atmen	– Pat. hat Atemnot
ATL Sich bewegen	– Pat. hat beim Gehen Atemnot
ATL Sich waschen und kleiden	– Pat. bekommt, unter der Anstrengung der Ganzkörperwäsche, Atemnot

12.1.1.3 Aktuelle, potentielle und verdeckte Pflegeprobleme

Es lassen sich aktuelle (tatsächliche) von potentiellen (möglichen) und verdeckten (vermutbaren) Pflegeproblemen unterscheiden.

Aktuelle (tatsächliche) Pflegeprobleme sind sofort erkennbar (Krankenbeobachtung) oder werden vom Patienten selbst geäußert.

Beispiele aktueller Pflegeprobleme:
- Pat. ist auch ohne Belastung kurzatmig
- Pat. bekommt nachts Schweißausbrüche
- Pat. leidet unter immer wiederkehrenden Angstanfällen
- Pat. klagt beim Aufstehen über starken Schwindel
- Pat. hat Schmerzen
- Pat. hat Fieber

Potentielle (mögliche) Pflegeprobleme können sich aus Erkrankung und Klinikaufenthalt ergeben. Mit der Anwendung der Prophylaxen begegnet die erfahrene Pflegekraft diesen Pflegeproblemen.

Beispiele potentieller Pflegeprobleme:
- Pat. kann sich nicht selbst zur Seite drehen (mögliche Dekubitusgefährdung)
- Pat. atmet oberflächlich (mögliche Pneumoniegefährdung)
- Pat. hat einen ausgetrockneten Mund (mögliche Soor- und Parotitisgefährdung)

Verdeckte (vermutbare) Pflegeprobleme können lange Zeit unerkannt bleiben und die Genesung behindern. Zu den verdeckten Pflegeproblemen werden alle unverarbeiteten Probleme aus dem emotionalen und psychosozialen Bereich gezählt.

Beispiele verdeckter (vermutbarer) Pflegeprobleme:
- Pat. macht sich Sorgen um ihre arbeitslose Tochter
- Pat. weiß nicht, wie sie sich vor den Aggressionen ihres alkoholkranken Mannes schützen kann
- Pat. kann sich mit seiner Unterschenkelamputation nicht abfinden
- Pat. fürchtet, von seinem Lebenspartner verlassen zu werden
- Pat. möchte nicht im Altersheim leben

Pflegeprobleme leiten sich **nicht nur** aus medizinischen Problemen ab.

Sobald Sie ein Pflegeproblem behoben haben und ein Pflegeziel erreicht ist, aktualisieren Sie die Pflegeplanung.

12.2 Pflegeziele

Die Pflegeziele leiten sich von den Pflegeproblemen ab.

Pflegeziele beschreiben ein gewünschtes Pflegeergebnis, das in einer bestimmten Zeit erreicht werden soll.

12.2.1 Beispiele für die Formulierung von Pflegezielen

Ziele können aus unterschiedlicher Sichtweise heraus formuliert werden (siehe unten). Überlegen Sie, welche Formulierung das angestrebte Ziel am besten ausdrückt.
Beispiel für eine Zielformulierung, die eine Negativentwicklung ausschließt:

Pflegeproblem:	– Pat. kann sich nicht selbst zur Seite drehen
Pflegeziel:	– Pat. soll **keinen** Dekubitus an Ferse und Steiß entwickeln

Beispiel für eine Zielformulierung, die den aktuellen Zustand bewahrt:

Pflegeproblem:	– Pat. schwitzt stark
Pflegeziel:	– Intakte Haut **erhalten**

Beispiel für eine Zielformulierung, die eine Positiventwicklung anstrebt:

Pflegeproblem:	– Pat. weiß nicht, wie er sich im Krankenhaus beschäftigen soll
Pflegeziel:	– Pat. **findet** eine Beschäftigung, die ihm Spaß macht

12.2.2 Nah- und Fernziele

Damit Patient und Pflegekraft gleichermaßen Erfolgserlebnisse haben, ist es wichtig, in kleinen Schritten zu planen, d.h. **Nahziele** (Teilziele) zu definieren. Diese lösen einander ab, bis das **Fern-**

ziel (Genesung) erreicht ist. Am Beispiel der Zielformulierung eines Patienten nach Herzinfarkt lassen sich die aufeinander aufbauenden Nahziele bis zur vollständigen Genesung des Patienten gut erklären.

Fernziel: – Pat. ist mobil
1. Teilziel: – Pat. kann sich im Bett teilweise selbst waschen
2. Teilziel: – Pat. kann zum Essen am Bettrand sitzen
3. Teilziel: – Pat. kann zwei Stunden auf dem Sessel sitzen
4. Teilziel: – Pat. kann in Begleitung zur Toilette gehen
5. Teilziel: – Pat. kann sich am Waschbecken waschen
6. Teilziel: – Pat. kann im Zimmer umhergehen

Formulieren Sie zu jedem Pflegeproblem ein Pflegeziel. Manchmal können auch mehrere Pflegeziele aufgestellt werden, wie das Beispiel eines thrombosegefährdeten Patienten zeigt. Erinnern Sie sich dabei an die drei Faktoren der Thromboseentstehung, nämlich Gefäßschädigung, venöse Stase und erhöhte Blutgerinnbarkeit (Virchowsche Trias).
Die Gefäßschädigung ist pflegerisch nicht beeinflußbar, wohl aber die beiden anderen Faktoren. Zur Verdeutlichung sei angemerkt, daß es sich bei der Herabsetzung der Gerinnbarkeit des Blutes um ein medizinisches Ziel handelt, das aber durch eine pflegerische Tätigkeit erreicht wird (s.c. Injektion von Heparin).

Pflegeproblem: – Pat. hat absolute Bettruhe (Thrombosegefahr)
Pflegeziel 1: – venösen Rückfluß fördern
Pflegeziel 2: – Gerinnbarkeit des Blutes herabsetzen

Pflegeziele werden erreicht, indem Sie spezifische Pflegemaßnahmen einleiten.

12.3 Pflegemaßnahmen

Pflegemaßnahmen beschreiben professionelles pflegerisches Handeln.

Pflegemaßnahmen leiten sich logisch konsequent vom Problem/Ziel ab. Sie orientieren sich an den Fähigkeiten und nicht an den Defiziten des Patienten. Das Planen und Ergreifen einer Pflegemaßnahme erfordert Wissen und Können der Pflegekraft, wofür sie die Verantwortung übernimmt.

12.3.1 Beispiele für die Formulierung von Pflegemaßnahmen

Zur korrekten Formulierung der Maßnahme gehört, **was, wann, wie** gemacht wird. Wenig präzise ist demnach die Angabe „3 × tägl. Dekubitusprophylaxe“. Hier formulieren Sie genauer:

Pflegemaßnahme 1:	– Pat. nach Lagerungsschema (siehe Patientendokumentation 2stündl. lagern (8.00–10.00 bis 12.00–14.00–16.00 …)
Pflegemaßnahme 2:	– 3 × tägl. (beim Betten) leichte Massage der Haut mit *Salbe XY,* besonders rechter und linker Trochanter, Haut über dem Kreuzbein, Fersen- und Knöchelregion

Das abschließende Beispiel greift noch einmal die in Kapitel 12.1.1.2 dargestellten Pflegeprobleme auf und stellt sie in Zusammenhang mit den Pflegezielen und -maßnahmen. Letztere müssen nicht bei jeder ATL erneut genannt werden. Verweisen Sie innerhalb der Pflegeplanung auf die ATL, die Priorität besitzt.

	Pflegeproblem/ Ressource	Pflegeziel	Pflegemaßnahmen
ATL Atmen	– Pat. hat Atemnot * Pat. kann durch Unterstützung der Atemhilfsmuskulatur leichter atmen	– Pat. fühlt sich durch Pflegekräfte gut betreut	– 30 Grad Oberkörperhochlagerung, dabei Kniegelenke mit Knierolle unterstützen – Unterarme auf Schaumstoffwürfel lagern – 4 l Sauerstoff/min über Sauerstoffbrille geben – für ausreichend Ruhe sorgen – Pat. beruhigen – atmungserleichternde Einreibung mit *Salbe XY* – zum tiefen Durchatmen auffordern – medikamentöse Therapie überwachen **in beschwerdefreien Phasen:** – Atemgymnastik mittels Trifloh – aufbauende Mobilisation unter KG-Anleitung
ATL Sich waschen und kleiden	– Pat. hat unter der Anstrengung der Ganzkörperwäsche Atemnot * Pat. empfindet Duschen weniger anstrengend, wenn er dabei sitzen kann	– Pat. kann sich Gesicht, Arme und Hände beschwerdefrei selbst waschen	– Pat. vor dem Waschen ruhen lassen – Pat. soll evtl. seine Medikamente vor dem Waschen einnehmen – aufbauendes Waschtraining – duschen ermöglichen, Duschhocker bereitstellen, anwesend bleiben und evtl. unterstützen – siehe auch Pflegemaßnahmen ATL Atmen
ATL Sich bewegen	– Pat. hat beim Gehen Atemnot * Pat. hat positive Einstellung zur Krankengymnastik	– Pat. kann beschwerdefrei im Zimmer auf und ab gehen	– Pat. beim Aufstehen helfen – Pat. im Zimmer zum WC/Waschraum begleiten, Selbstvertrauen geben – siehe auch Pflegemaßnahmen ATL Atmen

12.4 Bewertung der Pflege

Überprüfen Sie in regelmäßigen Abständen, ob ein Pflegeziel erreicht wurde. Besprechen Sie sich hierzu auch mit Ihren Kollegen. Folgende Fragen sind dabei von Bedeutung:

- Konnte ein Pflegeproblem behoben werden?
- Hat sich ein Pflegeproblem verstärkt?
- Ist ein neues Pflegeproblem hinzugekommen?
- War das Pflegeziel realistisch geplant?
- Wurde das Pflegeziel immer im Auge behalten (zielgerichtet gepflegt)?
- Konnte der Patient das Ziel im dafür vorgesehenen Zeitraum erreichen?
- War der Zeitraum realistisch geplant?
- Hat sich die Situation des Patienten anders entwickelt, als Sie es vorausgeplant hatten?
- Haben Sie alle Maßnahmen eingeleitet, die notwendig waren?
- Wurden die Pflegemaßnahmen zielgerichtet geplant und ergriffen?
- Haben Sie die Wirksamkeit der Maßnahmen überschätzt?

Beurteilen Sie die Effektivität der Pflegeplanung, indem Sie diese Fragen beantworten und auswerten. Planen Sie gegebenenfalls neu und korrigieren Sie die Pflegeziele nach „oben" oder „unten". Im Idealfall baut ein Pflegeziel auf das nächste auf, bis das Fernziel erreicht und das Problem behoben ist. Manchmal sind nur kleinste Erfolge zu erzielen bzw. liegt der Erfolg schon darin, einen schwerstkranken Patienten so umsichtig (bedürfnisorientiert) als möglich zu pflegen.

Die Erkenntnisse, die Sie aus der Bewertung der Pflege ziehen, dokumentieren Sie im **Pflegebericht.**

12.5 Der Pflegebericht

Im Pflegebericht dokumentieren Sie Ihre Beobachtungen, die Sie im Umgang mit dem Patienten gemacht haben und gegebenenfalls die Konsequenzen, die Sie daraus gezogen haben. Er ist als Vordruck fester Bestandteil eines modernen Dokumentationssystems.

Schriftlich im Pflegebericht festzuhalten ist:

- die Dokumentation des gesamten Pflegeverlaufs
- die Reaktionen des Patienten auf Pflegemaßnahmen
- die Reaktionen des Patienten auf therapeutische und diagnostische Maßnahmen
- die Reaktionen des Patienten auf Medikamente (insbesondere auf Nebenwirkungen)
- die Beobachtungen zur physischen und psychischen Situation des Patienten
- die Bewertung der Pflege

Nicht schriftlich im Pflegebericht festzuhalten sind:

- die Vitalwerte
- die Ein- und Ausfuhr
- die angeordnete Medikation
- die Blutzuckerwerte

Diese Parameter vermerken Sie in der Krankenkurve, soweit keine pflegerischen Besonderheiten damit verbunden sind.

- Allgemeine pflegerische Maßnahmen wie Teilwäsche, Mundpflege, Einreibungen usw.

Diese Maßnahmen haben Sie bereits in der Pflegeplanung schriftlich fixiert.

✎

Zusammenfassung: Grundlage der Pflegeplanung ist die Informationssammlung (Pflegeanamnese). Pflegeprobleme werden (wie Ziele und Maßnahmen) knapp und präzise formuliert und den entsprechenden ATLs zugeordnet. Sind diese numeriert, können Sie leichter querverweisen. Ressourcen beschreiben die Fähigkeiten des Patienten. Durch die Benennung von Pflegeproblemen und Ressourcen wird das Verhältnis von Abhängigkeit und Selbständigkeit verdeutlicht. Aktuelle und mögliche Pflegeprobleme können Folgen einer physischen Erkrankung sein. Die Gründe versteckter Pflegeprobleme liegen im emotionalen und/oder psychosozialen Bereich des Patienten, der sich der Pflegekraft nicht immer leicht erschließt.

Pflegeziele beschreiben ein gewünschtes Pflegeergebnis, das innerhalb einer bestimmten Zeit erreicht werden soll. Formulieren Sie das Ziel als Nahziel. Einem Pflegeproblem können auch mehrere Pflegeziele zugeordnet werden.

Pflegemaßnahmen fallen in den Verantwortungsbereich der Pflegekraft. Zur korrekten Formulierung der Maßnahme gehört, **was wann wie** gemacht wird.

Die Bewertung der Pflege gibt Auskunft über die Effizienz der geplanten Pflegemaßnahmen. Im Pflegebericht dokumentieren Sie nur die Informationen, die Sie nicht in der Krankenkurve oder in der Pflegeplanung schriftlich festhalten.

13 Pflegeplanung bei einem Patienten mit apoplektischem Insult

13.1 Informationssammlung

Zur Informationssammlung nutzen Sie bitte die Bestandsaufnahme Pflege (siehe Kapitel 6).

Bisheriger Krankheitsverlauf

Herr Peter H. (73 Jahre) ist seit Jahren an Bluthochdruck erkrankt und starker Raucher. Er lebt alleine, wird aber von seiner Tochter täglich nach Büroschluß besucht. Sie bringt die Einkäufe vorbei, putzt und räumt die Wohnung auf und bereitet für den Vater ein Abendessen. Herr H. erkennt diese Leistung nicht besonders an. Seine Frau hat ihn zeitlebens immer „bedient" und sich auch sonst sehr nach ihm gerichtet. Nach ihrem Tod erachtet er es als selbstverständlich, daß seine Tochter die häuslichen Arbeiten übernimmt. Täglich um 16 Uhr holt er seinen Enkel aus dem Kindergarten ab und beschäftigt sich mit ihm, bis seine Tochter vorbeikommt. Diese Aufgabe übernimmt Herr H. gerne, denn sein lebhafter Enkel bereitet ihm viel Freude. Zweimal wöchentlich geht Herr H. zum Stammtisch, am Wochenende hat er sich einem Altenkreis angeschlossen. Vor zehn Tagen wurde die Tochter von der Kindergärtnerin im Büro angerufen, daß Herr H. nicht wie üblich pünktlich um 16 Uhr wartete, um seinen Enkel abzuholen. Nachdem die Tochter eine Freundin gebeten hatte, ihren Sohn abzuholen, verließ sie vorzeitig das Büro und eilte zu ihrem Vater. Sie fand ihn, halb aus dem Sessel gefallen, die Zeitung am Boden liegend, in seinem Wohnzimmer. Der sofort verständigte Notarzt wies Herrn H. mit der Verdachtsdiagnose apoplektischer Insult in die Klinik ein. Dort wurde die Diagnose bestätigt und die entsprechende Therapie eingeleitet.

Istzustand

Herr H. ist seit zehn Tagen in der Klinik. Die neurologischen Ausfallerscheinungen bilden sich langsam zurück. Er hat eine Restparese im rechten Arm, ist rumpfstabil und verfügt über folgende Ressourcen:

- kann in Begleitung laufen
- ist mit der linken Hand sehr geschickt
- hat eine eindeutige Körpersprache

Herr H. liegt am liebsten im Bett und läßt sich auch in der Klinik gerne alles abnehmen. Mangels Bewegung ist er obstipiert. Nachts kann er nicht durchschlafen, denn er macht sich wegen der neuen Lebenssituation Sorgen. Mit der Krankengymnastin übt Herr Peter H. zweimal täglich, die Logopädin besucht ihn einmal täglich vormittags.

13.2 Pflegeplan

Pflegeprobleme/ Ressourcen	Pflegeziele	Pflegemaßnahmen
10 Kommunizieren – Pat. spricht stockend und verwaschen * Pat. hat eine eindeutige Körpersprache	– Pat. fühlt sich in der Unterhaltung nicht ausgeschlossen	– Pat. beim Sprechen anschauen – eindeutige Fragen stellen – zuhören, Pat. nicht unterbrechen – Pat. ausreden lassen – Pat. zum Fernsehen und Radio hören ermuntern – Logopädin kommt 1 × täglich vormittags
2 Sich bewegen – Pat. liegt am liebsten im Bett (will sich schonen) und bewegt sich zu wenig * Pat. ist rumpfstabil und kann in Begleitung laufen	– Pat. erkennt die Notwendigkeit, selbst die Initiative zum Gehen zu ergreifen	– Pat. animieren, sich an den Tisch zu setzen – um 15 Uhr kleiner Spaziergang auf Station (Gang 1×auf und ab) – Tochter bitten, bei jedem Besuch mit dem Vater zu laufen (s. o.) – Krankengymnastik 2 × tägl. vor- und nachmittags
– Pat. kann seinen rechten Arm funktional nicht einsetzen * Pat. ist mit der linken Hand sehr geschickt	– Pat. kennt Kompensationsmöglichkeiten – Pat. nimmt seinen rechten Arm bewußt wahr und versucht, ihn in den Bewegungsablauf mit zu integrieren	– Pat. daran erinnern, seinen gelähmten Arm nicht zu vergessen: gesunder Arm faßt gelähmten Arm („Betgriff") und führt diesen auf den Oberkörper (spastikhemmend) – Bilaterale Armführung, sog. „Betgriff" (nach Bobath) erklären – alle Pflegemaßnahmen über die betroffene Körperseite ergreifen – Nachttischchen auf betroffene Körperseite stellen
– Pat. ist mangels Bewegung thrombosegefährdet * Pat. kann in Begleitung laufen	– Gerinnbarkeit des Blutes herabsetzen – Förderung des venösen Rückstroms	– s.c. Gabe von Heparin (6.00–14.00–22.00) nach ärztl. Verordnung – Beine vom Knöchel bis zum Oberschenkel mit der flachen Hand ausstreichen – beim Waschen in großen Zügen zum Herzen hin waschen – Muskelpumpe durch Gymnastik aktivieren (z. B. Füße kreisen, auf den Zehenspitzen wippen) – Antithrombosestrümpfe anziehen
– Pat. rutscht im Bett nach unten und kann sich nicht alleine hochstemmen * Pat. hat Kraft in den Beinen	– Pat. findet bequeme Position im Bett	– Pat. im Bett flach lagern (Seitenlagerung nach Bobath) – nach Möglichkeit Rückenlage vermeiden – Pat. im Bett sitzend lagern (nach Bobath)

Pflegeprobleme/ Ressourcen	Pflegeziele	Pflegemaßnahmen
7 Atmen – Pat. atmet oberflächlich, bewegt sich zu wenig und ist daher pneumoniegefährdet * Pat. möchte seinen Zigarettenkonsum reduzieren	– Pat. atmet tief und regelmäßig – Pat. kennt die Technik der „Lippenbremse“	– Pat. zum tiefen Durchatmen auffordern – mit dem Pat. die Technik der „Lippenbremse“ üben – atemstimulierende Einreibung – Pat. mobilisieren (siehe ATL 2)
5 Ausscheiden – Pat. ist obstipiert * Pat. hält den Stuhlgang nicht aus falschem Schamgefühl (Geruchsbelästigung) zurück	– Pat. hat regelmäßig weichen Stuhlgang	– ausreichende Flüssigkeitszufuhr (mind. 1,5 l) – Pat. aufklären, Mahlzeiten richtig zu kauen – frische Obst-/Gemüsesäfte aus der Küche anfordern – 30 Gramm Weizenkleie zum Frühstück mit viel Flüssigkeit – Pat. zum Gehen aktivieren (siehe ATL Sich bewegen)
3 Sich waschen und kleiden – Pat. geniert sich, seine Zahnprothese vor Dritten herauszunehmen – Pat. kann seine Zahnprothese nicht bürsten * Patient kann die Zahnprothese alleine herausnehmen, unter fließendem Wasser abspülen und nach der Reinigung wieder einsetzen	– Pat. geniert sich nicht, die Reinigung der Prothese Dritten zu überlassen – Tochter kann Prothese ekelfrei reinigen (bürsten)	– Pat. möchte bei der Mundpflege, soweit er sie übernehmen kann, ungestört sein – nötiges Taktgefühl wahren – Mund mindestens 2×tägl. (morgens/abends) ausspülen lassen – Zahnprothese über einem Wasserspiegel im Waschbecken (Bruchprophylaxe, falls sie aus der Hand fällt) bürsten/abspülen – Tochter anleiten, wie Prothese gebürstet wird (siehe oben); Handschuhe zur Verfügung stellen
– Patient kann sich den linken Arm, die linke Achselhöhle und den Rücken nicht selbst waschen * Pat. kann sich, bis auf o.g. Körperpartien selbst waschen	– Pat. kann mit Waschhilfen umgehen – Pat. kann alleine duschen	– Rücken, li. Arm und li. Achselhöhle waschen – Tochter bitten, eine Rückenbürste mitzubringen – Umgang mit der Rückenbürste erklären – Pat. duschen – Möglichkeiten erklären, Rücken, li. Arm und li. Achselhöhle beim Duschen zu waschen

Pflegeprobleme/ Ressourcen	Pflegeziele	Pflegemaßnahmen
8 Sich sicher fühlen und verhalten - Pat. hat Angst, nachts aus dem Bett zu fallen * Pat. fühlt sich am Tag sicher im Bett	- Pat. ist über die Sicherheitsvorkehrungen, die getroffen werden, beruhigt	- rechtes Bettgitter bei der Abendrunde der Nachtwache schließen - Nachtwache schaut nachts 2stündl. nach dem Pat. - kleines Nachtlicht brennen lassen
4 Essen und trinken - Pat. kann mit dem Messer in der linken Hand nicht umgehen * Pat. kann mit der Gabel in der linken Hand zerteilte Speisen selbständig essen	- Pat. lernt mit Hilfsmitteln (z.B. Brötchenhalter) umzugehen - ist weitgehend unabhängig von der Hilfe Dritter beim Schneiden von Speisen/Streichen von Brot	- Fleisch schneiden - Brot streichen/schneiden - Pat./Tochter über Eßhilfen beraten - gezielte Übungen durch Krankengymnastin
1 Wach sein und schlafen - Pat. macht sich Sorgen und kann deshalb schlecht durchschlafen * Pat. schläft, nachdem er ein wenig gelesen hat, wieder ein	- Pat. hat einen Ansprechpartner, mit dem er über seine Ängste sprechen kann	- gesprächsbereit sein - sprechen und gemeinsam mit ihr nach Lösungen suchen - Pat. Informationsgespräch mit Arzt/Sozialdienst anbieten und ggf. organisieren - evtl. Bedarfsmedikation mit behandelndem Arzt abklären - siehe ATL 11 - siehe ATL 12
12 Sinn finden im Werden, Sein, Vergehen - Pat. macht sich Sorgen, wie es Zuhause weitergehen soll * Pat. kennt eine junge Frau, die ihm bereits vor längerer Zeit Hilfe angeboten hat	- Pat. findet sein inneres Gleichgewicht	- Pat. seine Ressourcen verdeutlichen - Selbstvertrauen des Pat. stärken - evtl. Gespräch mit Klinikpsychologe vereinbaren

Pflegeprobleme/ Ressourcen	Pflegeziele	Pflegemaßnahmen
– Pat. ist niedergeschlagen und verliert die Lust, weiterhin am Stammtisch/ Altenkreis teilzunehmen * Pat. ist beliebt und hat viel Besuch		
9 Raum und Zeit gestalten/arbeiten und spielen – Pat. befürchtet, daß er aufgrund seiner Bewegungseinschränkung seinen kleinen Enkel nicht mehr zuverlässig betreuen kann * Pat. ist für seinen Enkel eine wichtige Bezugsperson	– Pat. verliert nicht den Kontakt zu seinem Enkel	– Tochter bringt ihren Sohn mit zu Besuch – Enkel malt/bastelt etwas für den Großvater – Pat. führt seinen Enkel bei den Spaziergängen auf Station an der Hand
11 Kind, Frau, Mann sein – Pat. war zeitlebens dominant und gerät durch seine Abhängigkeit in einen Rollenkonflikt * Pat. hat besonders zu Schwester K. Vertrauen	– Versteht, daß die Krankenschwestern/ Tochter ihn partnerschaftlich unterstützen wollen/ will, ohne seine Autorität zu untergraben	– Schwester K. als Bezugsperson einsetzen – Gesprächsbereitschaft zeigen – sieh ATL 12
6 Körpertemperatur regulieren – Pat. klagt über kalte Füße * Pat. kann beide Beine bewegen	– Füße des Pat. sind gut durchblutet	– Tochter bringt warme Socken mit – zusätzliche leichte Decke für die Füße – Gymnastik: z.B auf der Stelle treten – Pflegecreme in die Füße einmassieren – siehe ATL 2

Nachwort

Auch wenn Sie als Prüfungskandidat im Mittelpunkt stehen (schließlich geht es um Ihre berufliche Zukunft), geht es primär um die gute Versorgung der Patienten. Für das Wohl beider Personengruppen habe ich dieses Buch geschrieben.

Oftmals höre ich von Krankenpflegeschülern, die ich anleite, daß sich der gerade Frischexaminierte ganz anders verhält vor dem Examen. Diese Äußerungen kennt jeder. Einerseits möchte ich die Berufsanfänger daran erinnern, nicht allzu schnell die Interessen der Schüler zu vergessen, andererseits aber gerade für die „Neuen" um Verständnis werben.

Nach dem Examen ändert sich der Status und damit die Verantwortung, die Frischexaminierte übernehmen müssen. Es werden neue Anforderungen an sie gestellt und sie sind gezwungen, eigene Entscheidungen zu treffen. Sie können sich nicht mehr auf examinierte Pflegekräfte berufen und müssen lernen, sich in ihrer neuen Rolle zurechtzufinden. Dazu brauchen sie Zeit, Zustimmung und konstruktive Kritik, aber nicht den erhobenen Zeigefinger.

Die meisten Stationsleitungen lassen Frischexaminierte aus diesem Grund nicht gleich in völliger Eigenverantwortung arbeiten und wissen um den Nutzen einer guten Betreuung, gerade in der Anfangsphase.

Die Anleitung von Krankenpflegeschülern und neuen Kollegen ist eine verantwortungsvolle und befriedigende Aufgabe, die von allen examinierten Krankenpflegekräften laut Krankenpflegegesetz von 1985 wahrgenommen werden muß. Mentoren haben sich diese Aufgabe zu ihrem besonderen Ziel gemacht. Vielleicht interessieren Sie sich, nachdem Sie auf eine einjährige Berufserfahrung verweisen können, selbst für die Fachweiterbildung zum Mentor (ca. 160–180 Theoriestunden mit dazwischenliegenden Praxisphasen) oder Praxisanleiter (ca. 350–450 Theoriestunden mit dazwischenliegenden Praxisphasen). Sie werden sehen, wieviel positive Rückmeldungen Sie von Schülern und Kollegen bekommen.

Mit diesem kleinen Ausblick in die Zukunft wünsche ich Ihnen alles Gute für Ihr berufliches Weiterkommen, nachdem Sie sagen können:

„Praktisch bestanden."

Literatur

Aßmann, C.: Pflegeleitfaden. Alternative und komplementäre Methoden. Urban & Schwarzenberg, München–Wien–Baltimore 1996.

Beilage „Recht“ zur Pflegezeitschrift (1. Göttinger Symposium „Recht in der Pflege“ vom 9.–10. Oktober 1993), Heft 9, 1994.

Bienstein, C.: Pflegestandards. Eine Hilfe zur Qualitätssicherung (Teil 1). In: Pflege aktuell, Heft 1, DBfK 1995, S. 24–26. Pflegestandards. Kriterien und Strukturelemente (Teil 2). In: Pflege aktuell, Heft 2, DBfK 1995, S. 103–107. Pflegestandards. Beispiele zum Erstellen medialer Standards (Teil 3). In: Pflege aktuell, Heft 3, DBfK 1995, S. 201–202.

Bobath, B.: Die Hemiplegie Erwachsener, 2. Aufl. Thieme, Stuttgart–New York 1980.

Brodehl, R.: Die Pflegevisite als Voraussetzung für die Einführung des Pflegeprozesses. In: DKZ, Heft 8, 1990, S. 597–601.

Daschner, F.: Forum hygienicum, 2. Aufl. MMV Medizin, München 1990.

Fiechter; Meier: Pflegeplanung – Eine Anleitung für die Praxis. Recom, Basel 1981.

Gerlach; van Husen; Wagner; Wirth: Innere Medizin für Krankenpflegeberufe, 2. Aufl. Thieme, Stuttgart–New York 1985.

Juchli, L.: Pflege, 7. Aufl. Thieme, Stuttgart–New York 1994.

Knigge-Demal; Rustemeier; Schönlau; Sieger: Strukturmodell der praktischen Anleitung. Teil 1. In: Pflege, Heft 3, 1993, S. 221–230. Teil 2: Strukturmodell der praktischen Anleitung – Darstellung und Anwendung des Modells. Teil 2. In: Pflege, Heft 1, 1994, S. 33–47.

Kurtenbach, H.; Golomek, G.; Siebers, H.: Krankenpflegegesetz mit Ausbildungs- und Prüfungsverordnung für die Berufe in der Krankenpflege, 2. überarb. Aufl. Kohlhammer, Köln–Stuttgart–Berlin–Mainz 1987.

Mischo-Kelling; Zeidler: Innere Medizin, 3. Aufl. Urban & Schwarzenberg, München–Wien–Baltimore 1996.

Möllenhoff, H.: Hygiene für Pflegeberufe. Urban & Schwarzenberg, München–Wien–Baltimore 1995.

Rettenberger; Kirchner: Das pflegerische Erstgespräch. In: DKZ, Heft 2, 1990, S. 87–88.

Roper, N.: Die Elemente der Krankenpflege. Recom, Basel 1987.

Scheider; Kunz: Systematik der Krankenpflege, 3. Aufl. Brigitte Kunz, Hagen 1986.

Schell, W.: Staatsbürger- und Gesetzeskunde für die Krankenpflegeberufe in Frage und Antwort, 6. Aufl. Thieme, Stuttgart–New York 1986.

Schiemann, D.: Zur Qualitätssicherung in der Krankenpflege. In: DKZ, Heft 7, 1990, S. 526–529.

Schipke, B.: Die Entwicklung eines Pflegestandards. In: DKZ, Heft 2, 1990, S. 118–124.

Schröder, G.: Dekubitusprophylaxe – Ergebnisse einer Umfrage. In: DKZ, Heft 4, 1990, S. 249–252.

Schupp, W.: Neurologische Rehabilitation bei älteren Patienten unter besonderer Berücksichtigung des Schlaganfalls. In: Krankenpflegejournal, Jg. 30, 1992, S. 521–530.

Stenger, E.: Verbandlehre, 5. Aufl. Urban & Schwarzenberg, München–Wien–Baltimore 1993.

Stösser, A. von: Pflegestandards – Ein altes Thema gewinnt neue Bedeutung. In: DKZ, Heft 2, 1990, S. 125–128.
Thüler, M.: Wohltuende Wickel, 5. Aufl. Maya Thüler, CH-Worb 1993.

Register

B

C

D

E

F

G

H

I

K